我们是历史

藏在国宝
背后的故事

4

陈晓敏 著

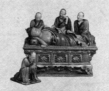

北京理工大学出版社
BEIJING INSTITUTE OF TECHNOLOGY PRESS

▌序

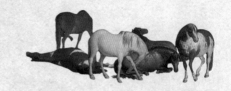

　　旅行，已经成为现代人生活不可或缺的一部分。去一个地方旅行时，因为陌生，好奇心会使人们不断地追寻，这是为什么，那是为什么。如何能够快速又深入地了解一个地方，最好的办法莫过于去当地的博物馆。因为每一座博物馆所收藏的历史文物，最能够代表一个时期的审美情趣和历史价值。每件文物背后一定会有一段精彩的故事，每段故事就是一段历史。历史是什么？历史就是时间累积，也是时间的记忆。每个人、每个家庭、每个乡村、每座城镇、每个国家，都有着独一无二的历史。因而一个国家的历史就是一个国家的记忆。我们都知道如果一个人记性不好，做事无序，就会影响他的人生。同样，一个国家不善于总结分析历史，在当下就会犯错误，所以才会有"读史使人明智"的说法。最重视历史的国家非中国莫属，中国从商代开始就有了专门的史官。因此，中国的历史资料也是最多的，仅一套"二十四史"就有四千万字，可谓浩如烟海，汗牛充栋。所以才会有"不读中国史，不知中国的伟大"的说法。

　　天地玄黄、沧海桑田，中国万花筒般的历史，色彩斑斓、千变万化。中国古人以无穷的智慧将中国千万年的历史浓缩在一件件文物之上，那些距今几千年甚至几万年的历史文物，它们曾是当时人们物质生活中不可或缺的生活用具。这些器物以它的形象、性能、用途、制作方法，等等，从不同的侧面忠实地记录了中华民族的历史。中华文明在历史长河中，创造了丰富而灿烂的历史文化，但是随着时间的推移，我国原有的传统文化大量沉寂成了博物馆养在"深闺"的没有生命的"化石""睡美人"。针对这一情况，习总书记提出了"让收藏在博物馆里的文物、陈列在广阔大地上的遗产、书写在古籍里的文字都活起来，让中华文明同世界各国人民创造的丰富多彩的文明一道，为人类提供正确的精神指引和强大的精神动力"的观点。由此，博物馆人改变工作思路，让更多有故事的藏品走到了前台，古朴典雅的瓷器，沧桑厚重的青铜器，栩栩如生、气韵浑然天成的书画作品，不仅让人们感受到了文物本身的魅力，而且感受到了千年中国传统文化的力量。岁月失语，唯物能言。

《我们是历史：藏在国宝背后的故事》以全新的视角解读五千年中国史。本书带领读者穿越古今王朝，探访先贤智者，重点讲述国宝背后鲜为人知的故事和曲折经历。在引人入胜、跌宕起伏的故事中，探寻中华文化魂魄，让读者置身其中，领略中华文化的价值与魅力。

从头骨化石到宋元明清的器物，从江南水乡到草原大漠，用文物讲述历史，用文物梳理钩沉中华文化，厘清中华文明独特的审美、发展脉络和价值观，为更多青少年、历史文物爱好者揭开文物神秘的面纱，打开历史探索之门。此书摒弃了"长篇论述""晦涩难懂的专业术语"，以短小的篇幅适应新时代文化传播特征，让繁忙的现代人通过碎片化的时间，可以"快速充电"，让更多人了解中华文化之源，在不知不觉间读懂中国五千年文明史，增强文化自信心，自觉传承中华优秀传统文化。

中国社会科学院民族学与人类学研究所研究员
契丹文字专家　　刘凤翥

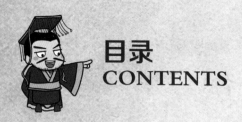

目录
CONTENTS

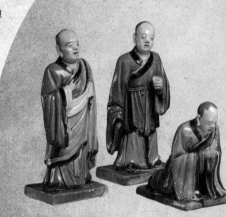

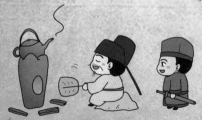

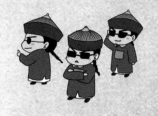

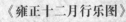

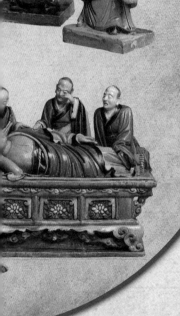

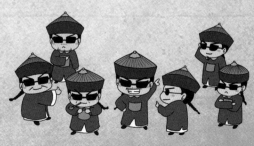

《大威德金刚曼陀罗》

——供养像里的元廷秘史

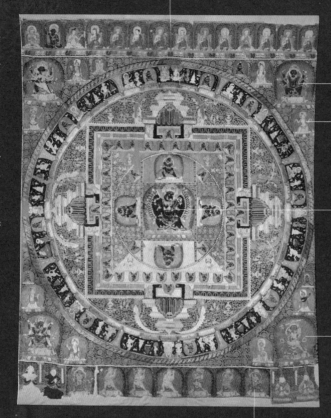

时　　代	元朝
尺　　寸	纵 245.5 厘米，横 209 厘米
重　　量	100 千克
属　　性	缂丝唐卡
作　　用	供奉品
收 藏 地	美国纽约大都会艺术博物馆
地　　位	世界唯一有明确纪年的元代缂丝

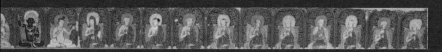

本初佛（宇宙中的第一尊佛）的不同化像

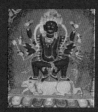

六臂的大黑天

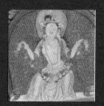

一众空行母，是
力量的象征。

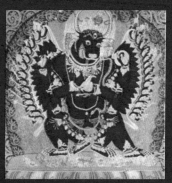

大威德金刚及阎魔护法

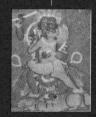

红色怒尊

大威德金刚的随从阎摩护法变体像和四位供养人

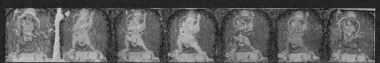

1332 年，年仅 29 岁的元文宗感觉自己已经撑不下去了，身体虚弱得甚至连话都讲不出来了，但大脑却异常清醒，最近大哥和世㻞（là）总在梦里出现。故人入梦本该高兴，他却不敢回想。

四年前在自己殷勤热忱的笑脸下，大哥和他的诸臣一点点地放下戒备安心住下，直到死亡的突然来临。往事历历在目，自己的报应这么快就到了？如何面对列祖列宗？思虑再三，元文宗跟自己信任的权臣燕铁木儿说："昔者晃忽叉（即旺兀察都）之事，为朕平生大错。朕尝中夜思之，悔之无及。"他死后，要把皇帝之位传给大哥长子妥懽帖睦尔。

本就脱不了干系的燕铁木儿哪敢如此，他封锁了文宗遗诏，立了个 7 岁的宁宗，可惜这孩子在位仅 53 天就得病归天。直到燕铁木儿死后，妥懽帖睦尔才得以顺利登基称帝。

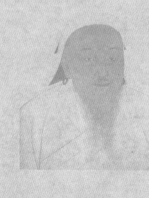

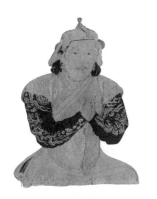

供养像里的元廷秘史

《大威德金刚曼陀罗》——

▌ 一场突如其来的死亡

1328 年泰定帝驾崩，掌握大都兵权的燕铁木儿与诸王密谋拥立元武宗之子为帝。当时武宗有两个儿子，长子周王和世㻋被流放云南，次子怀王图帖睦尔在建康、江陵一带。燕铁木儿一面支持怀王图帖睦尔抢先就位，一面对外宣称已派使者邀约周王南还，只因道路不通而无法及时赶到。

图帖睦尔称帝后，遣使前迎兄长和世㻋南还京师，解释说自己继位不过是战局需要，等兄长前来后，就让位于兄长。和世㻋则在北方宗王的一片拥戴声中，飘然启程。1329年2月，他在和宁北即帝位，是为明宗。4月接见了带着玉玺前来的燕铁木儿一行人，大封众人，同时立自己的弟弟文宗为皇太子，皇位兄终弟及。

8月25日，明宗一行人到旺兀察都（即中都，今河北张北之北）；8月26日，文宗从上都前来迎接兄长，兄弟见面后，在行宫停留并大宴群臣；8月30日，明宗突然暴毙，燕铁木儿以奉明宗皇后之命，拥着文宗速回上都，一路上戒备森严，防护周全。

回到上都的文宗再即帝位，明宗的皇后八不沙第二年被谋杀，10岁的儿子妥懽帖睦尔（后为元惠宗）被贬到高丽。朝臣之中，对此不是没有怀疑者，然而苦于无法找到确切证据，只能缄口。

元朝皇帝像

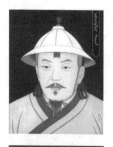

泰定帝
（元朝第六位皇帝）

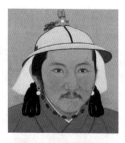

元文宗
（元朝第八位皇帝）

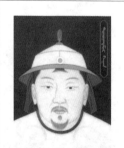

元惠宗
（元朝第十一位皇帝）

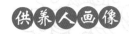

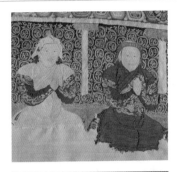

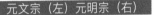

元文宗（左）元明宗（右）

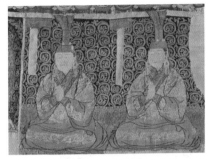

卜答失里皇后（左）八不沙皇后（右）

三 《大威德金刚曼陀罗》

1329 年年底，明宗的皇后八不沙请求为暴毙的丈夫积攒冥福，文宗命帝师辇真吃剌失思率众僧在凝晖阁作七天佛事，同时也命各处大观道士建醮（设法坛作法事）。《大威德金刚曼陀罗》极有可能就是为这次佛事而制作的，供养人像为元明宗和元文宗及他们各自的皇后八不沙和卜答失里。

以缂丝制唐卡，造价昂贵，产量和存世量都很少。纽约大都会艺术博物馆的这件藏传佛教唐卡，精美，色调华丽，是目前存世的元代同类品中最大的一幅。大威德金刚又称牛头明王，因其能降服恶魔又有护善之功而称。曼陀罗又称坛城，最开始来源于古印度僧侣修行时用法器在自身周围筑的一种形式，后来代表了佛的理想国，外圆内方，是佛的极乐之所。

此幅曼陀罗正中为坛城主尊大威德金刚，外围是四个阎魔护法；坛城四门，外墙以金刚杵和垂珠为篱，内墙列 36 个阎魔护法像；城外一圈为藏传佛教的八大寒林，每幅寒林图像中都包含一个佛向弟子传法的场景；顶部为本初佛（三像，即金刚总持、护法神及萨迦派上师），下部为阎摩护法变体像及供养人像。

皇后与皇子之称

缂丝最左下角为元文宗和元明宗，右下角为他们各自的皇后。在题记里，称八不沙为皇后，而把明宗称为"皇子"，这一称呼透露出了在位者的微妙心态，明宗死得太突然，文宗的即位存在疑虑，为了强调自己的合法性，只能把哥哥改为皇子身份。主持这幅曼陀罗织造的明里董阿在明宗长子元惠宗（顺帝）在位后被杀，文宗神位被迁出太庙，皇后卜答失里则被流放至死，文宗君臣当年的那场阴谋最终大白于天下。

元时"织御容"成为元廷织染杂造人匠都总管府所属纹锦局承担的要务之一，备受重视，织出来的帝后肖像与真人并无二致，被赞"织以成像，宛然如生，有非彩色涂抹所能及者"，足见工艺之高超。《大威德金刚曼陀罗》中文宗及其他人肖像与现存的元代帝后像画册面容一致，而元明宗的肖像仅见于此。

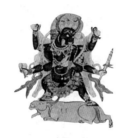

◁◆ 曼陀罗唐卡 ◆▷

唐卡指用彩缎装裱后悬挂供奉的宗教卷轴画，是藏族文化中独有的一种绘画艺术形式。曼陀罗唐卡表现的是藏传佛教修持能量的中心，象征本尊的法门。画面结构严谨，色彩和谐，技艺独特，蕴义丰富，显示了藏传佛教圆满的佛的国度。

《富春山居图》

——大痴道人的心中胜景

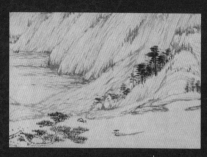

山脉绵延的层次变化，让画中的树木、土坡、房屋和江中泛起的小舟更添一种层峦环抱、山野人家的萧瑟感。

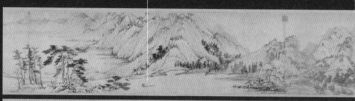

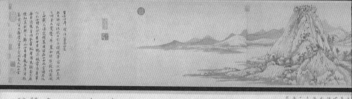

时　代	元朝
尺　寸	现存两段，《无用师卷》纵 33 厘米，横 636.9 厘米
	《剩山图》纵 31.8 厘米，横 51.4 厘米
属　性	纸本书墨，山水画
收藏地	《无用师卷》藏台北"故宫博物院"（上）
	《剩山图》藏浙江省博物馆（下）
地　位	国家一级文物，镇馆之宝，中国传世十大名画之一

康熙年间皇宫内府得《山居图》一幅，乾隆鉴认《山居图》即《富春山居图》，并加盖"御览"宝印。后进献的图被乾隆认定赝品，命东阁大学士吏部尚书梁诗正书贬语于此卷上。

明朝沈周跋黄公望《富春山居图》，称赞黄公望博学多识，从其画中神采就可观其人品高雅。

后隔水题：吾家梅景书屋所藏第一
名迹潘静淑记。潘静淑为吴湖帆夫
人，苏州显赫的"贵潘"出身。

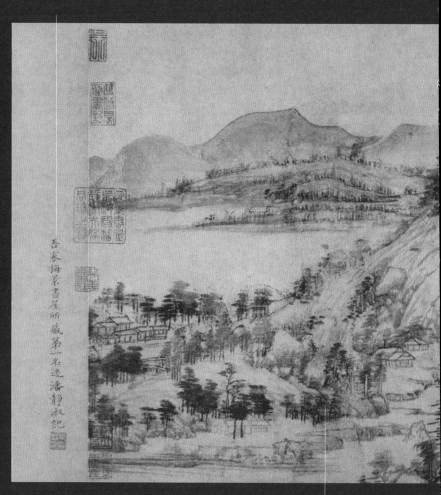

黄公望只在勾勒树时采用了浓
墨和湿墨，对于其他事物则采
用淡墨的干笔描绘，凸显了干
笔淡然的一种特殊墨法。

前隔水题：山川浑厚草木华滋

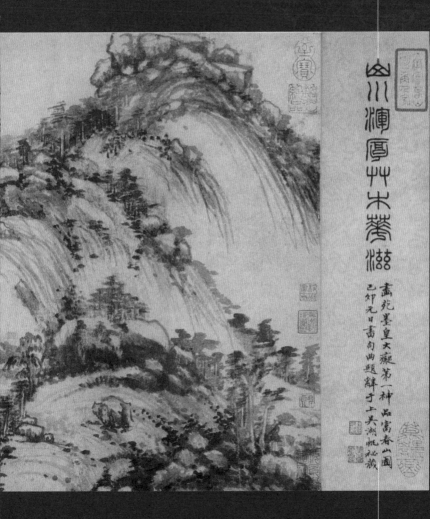

山川浑厚草木华滋

画苑墨皇大痴第一神品富春山图
己卯元旦叚句曲题辥于上吴湖帆秘藏

14 86 年，60 岁的"吴门画派"创始人沈周人生中第一次为一幅画伤心不已，彻夜难眠。

想当初得到元朝黄公望的《富春山居图》时，自己是何等的惊喜万分。偶像级别的画品，对于他这种痴画之人来说，简直就是一生难遇的珍宝。他把画小心翼翼地挂在书房墙上，茶饭不思，反复临摹，画面上的每一笔都恨不能刻进心里。

他太喜欢这幅画了。于是按照当时的时尚，他以收藏家的身份把这幅画拿去请好友题跋。画上名人题跋的越多、越长，就越能凸显这幅书画作品的品级和风范。万万没想到，好友的儿子竟然见利忘义，偷偷把画卖掉了。不久后，他无意间在一个画摊上见到了被卖掉的《富春山居图》，兴奋异常的他连忙跑回家筹钱买画。可当他筹集到钱返回画摊时，画已经被人买走了。这一次，沈周捶胸顿足，放声大哭，让不明就里的围观者目瞪口呆。

数日念念不忘，魂牵梦萦之后，沈周拿起了画笔，凭着自己的记忆画出了心中的《富春山居图》。他的《仿黄公望富春山居图》对原作的临摹达到了形神兼似的境界，500 多年后也以山水佳作的身份成为北京故宫博物院的藏品。

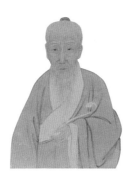

《富春山居图》——大痴道人的心中胜景

大痴道人黄公望

黄公望（1269年—1354年），本名陆坚，字子久，号一峰，今江苏常熟市人，因为家穷，父母双亡后被当地备受尊敬的黄乐老先生收养，改名黄公望。30岁左右时，师从赵孟頫（fǔ），开始学画，后与王蒙、倪赞、吴镇并称为"元四家"。

中年时曾受上司牵连而入狱，出狱后的黄公望加入了全真教，号大痴，与张三丰、莫月、冷谦等道友交往，红尘看破，云游四方，专注于游览江河山川。为了领略山川的情韵，他必亲临体察，甚至整日在山中静坐，废寝忘食。79岁时，他被富春江吸引，在富阳住了下来，每天出行都随身携带画具，每见山中胜景，必取具展纸，摹写下来。直到 1350 年，已经 81 岁高龄的黄公望才完成了被后世称为"画中之兰亭"的《富春山居图》。画完后，他将它题款送给自己的师弟无用（郑樗）。

《富春山居图》

《富春山居图》为水墨纸本长卷，开绘于元至正七年（1347 年），由六张纸接裱而成。画面以浙江富春江为背景，描绘了富春江两岸初秋景色，景物排列松紧有致，环环相扣，墨色淡雅，极富变化。

随着画卷的展开，坡岸水色，峰峦冈阜，陂陀沙渚，远山隐约，江水茫茫，天水一色。山峦连绵起伏间，群峰竞秀，丛林茂密；楼台巍巍，隐匿山间；茅亭矮矮，闲看鸭群；渔舟悠悠，垂钓忘我。林间村舍，水岸小桥，寥寥旅人，随着渐行渐远的远山缓缓隐去，仿佛天地之间静止在了这一瞬间，虚虚实实之间，心神俱佳。

其山或浓或淡，都以干枯的笔勾皴，清爽简秀。其树，淡墨勾干，浓墨点叶，洒脱灵动。清润的笔墨、简远的意境，把浩渺连绵的江南山水表现得淋漓尽致，达到了"山川浑厚，草木华滋"的境界。

流传之路

元代以来，历代书画家、收藏家、鉴赏家，乃至皇帝权贵都对《富春山居图》推崇备至，并以能目睹这件真迹为荣幸，使得这卷宝图既备受赞颂，也历尽沧桑。

《富春山居图》完成后的第一位藏主是全真教的无用道人郑樗（字无用）；明成化年间，在沈周手里被友人之子偷卖失去踪影；嘉靖年间江苏无锡人画家安绍芳成为其所有者；隆庆年间归无锡画家谈志伊。

1596年，万历年间的"华亭画派"代表人物董其昌花钱购入《富春山居图》，大为惊叹，称其为"神品"。后来，又收藏了沈周的《仿黄公望富春山居图》。因实在是喜欢，73岁时自己也创作了一幅山水长卷《仿黄公望富春大岭图》。

清朝顺治年间，《富春山居图》转入宜兴收藏家吴之矩之手，他死后传给儿子吴洪裕，吴洪裕对它酷爱非凡，临终之际吩咐家人火焚此画为自己陪葬，待他的侄子吴静庵（字子文）从火中抢出时，这幅名画起首一段已经烧毁，且断为两段。从此，《富春山居图》就被分成两段。前段相对完整，重新装裱后，被后人命名为《剩

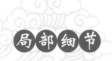

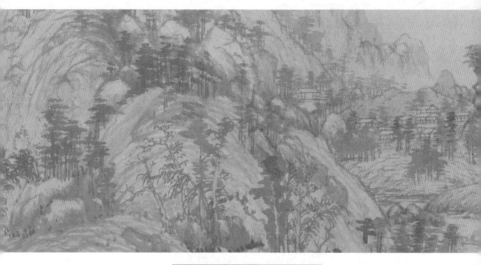

幽居崇山（《无用师卷》）

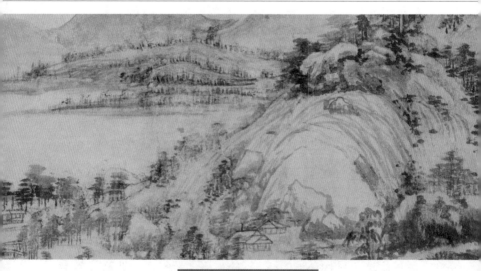

丰山瘦水（《剩山图》）

山图》；后段较长，但损毁严重，修补较多，被称为《无用师卷》。

《剩山图》辗转于民间，抗日战争时期为近代画家吴湖帆所有，在沙孟海的多番努力下，最终割爱给浙江省博物馆；《无用师卷》则进入宫廷，在乾清宫静静地待了200年。1933年随故宫重要文物南迁，一番颠簸后被运至台湾，现藏台北"故宫博物院"。

2011年，在浙江博物馆的支持下，黄公望的《富春山居图》的两部分在台北"故宫博物院"实现了历史性的合璧展览，备受海内外关注。

水墨画

中国传统绘画的一种，画面全以黑色来画，以笔和墨的运用技巧，表现出浓、淡、焦、干、湿的效果。相传始于唐，成于宋，盛于元，明清两代有所发展，有小写意、大写意、破墨、泼墨之分。讲究立意隽永，气韵生动，笔墨结合，以求变化超妙。

景德镇窑青花云龙纹象耳大瓶

——乞求平安的虔诚供品

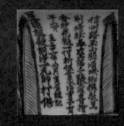

铭文

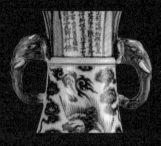

象耳

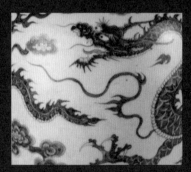

云龙纹

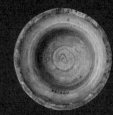

瓶底

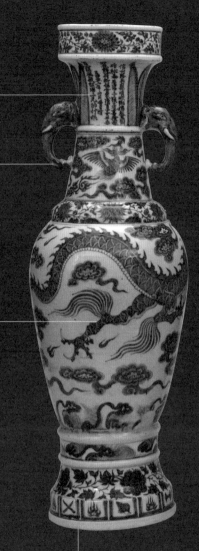
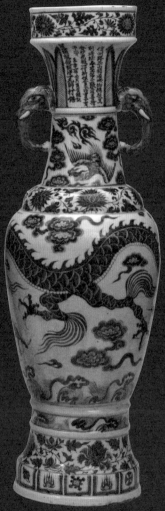

时　　代　元朝
尺　　寸　高 63.6 厘米，腹径 19.6 厘米
重　　量　7.7 千克
属　　性　供奉瓷
收 藏 地　英国大英博物馆
地　　位　研究元青花的基础，鉴定元青花的唯一标准器

1926 年，北京热闹的琉璃厂里来了一位旅英华裔古玩商吴赉 (lài) 熙，他兴冲冲地拿着一对大青花瓷瓶前来询价。这对大青花瓷瓶外观不凡，品相也不错，纹饰精细，青花色泽纯正，上还有铭款写着"至正十一年"。吴赉熙原本是充满了卖个好价钱的信心，不料他走遍琉璃厂东西大街店铺，所有掌柜仔细看完后都摇头，给出的理由也出奇一致：元代无青花，这对瓷瓶是赝品。

最终，这对瓷瓶被一个三十多岁的英国人大维德爵士买了下来，并于1929年公之于世。当这对青花瓶出现在伦敦时，吸引了大英博物馆的中国古陶瓷学者霍布森的注意，他在专业杂志上介绍并认可了这对带有"至正十一年"的瓷瓶，可惜的是在当时学术界并没有引起反响。

直到1952年和1956年，美国弗里尔艺术馆的中国古陶瓷学者波谱博士发表两篇文章，均以大维德收藏的这对瓷瓶为标准器，对照土耳其和伊朗博物馆收藏的同类中国瓷器，将所有具有象耳瓶风格的青花瓷都定为14世纪青花瓷时，元青花才第一次正式走入全世界中国古陶瓷学者的眼中……

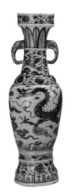

景德镇窑青花云龙纹象耳大瓶——

乞求平安的虔诚供品

元青花

　　真正成熟的青花瓷出现于元朝景德镇的湖田窑，因为技术的改进，胎体厚重的大器型面市，如大罐、大瓶、大盘、大碗等。但也不乏精细之作，如胎体轻薄的高足碗、高足杯、匜、盘。

　　这一时期的青料有国产和进口两种：国产青料因成分高锰低铁而呈色青蓝偏灰黑；进口青料，又称苏麻离青，因成分低锰高铁而呈色青翠浓艳。在纹饰方面最大的特点就是构图丰满，层次多而不乱，画风豪放雄浑。其中身躯细长如蛇的龙纹，极具时代特色；人物故事纹因元时杂剧的繁荣昌盛而另辟蹊径，均取材于民间喜闻乐见的著名历史人物故事，人物形神皆备，至今流传下来的人物纹青花瓷皆为精品。

据不完全统计，目前全世界存量元青花 300 件左右，国内约 100 件，国外约 200 件，主要分布在埃及开罗、伊朗德黑兰、土耳其伊斯坦布尔等地博物馆中，此外还有美国、英国、日本国内的博物馆和美术馆中，其中土耳其和伊朗收藏的元青花在数量和质量上都最好。

大 维 德 花 瓶

珀西瓦尔·大维德爵士（Percival David，1892年—1964 年）出生于印度孟买一个犹太富商家庭，毕生致力于以"皇帝品位"和"清宫旧藏"为收藏体系，曾被赞誉为 20 世纪最伟大的中国艺术品鉴赏收藏家，收藏的近 1700 多件中国藏品，绝大部分都是从唐至清的巅峰之作，可与国内一流博物馆的一级文物相媲美，品类之丰、品质之精，举世闻名。

大维德花瓶中文名为"元至正型青花云龙纹象耳瓶"，这对原供奉于北京智化寺的瓷瓶如何成为英国大维德先生的收藏品，说法不一。但它却是现存最为重要的、有确切纪年的元代青花断代典型器，是至正青花中最为名贵的珍品，成为全世界研究元青花的基础。

此对瓶造型巨大，盘口，长颈，敛腹，台足，颈部两侧各附一象首环耳。通体施青白釉，釉色透明，青花色泽纯正靓丽。自口沿至台足共有八道纹饰，分别为缠枝菊花纹、蕉叶纹、云凤纹、缠枝莲纹、海水云龙纹、浪花纹、缠枝牡丹纹和杂宝莲瓣纹，纹饰繁复却层次清晰。颈部蕉叶纹间以花书：信州路玉山县顺城乡德教里荆塘社奉圣弟子张文进喜舍香炉、花瓶一副，祈保合家清吉、子女平安。至正十一年四月良辰谨记。星源祖殿胡净一元帅打供。

从题记可以得知，1351年农历四月的一个黄道吉日，一位来自信州路玉山县的张文进男子，将这一对花瓶和一尊香炉供奉给星源祖殿的胡净一元帅（五显神从神，五显神即江西德兴、婺源一带民间财神），以祈求合家平安。

信州路在元时的行政区划包括江西省东北部上饶市及周边地区，玉山县为信州路所领五县之一，在景德镇东南约120千米。星源即江西省婺源县，在景德镇正东约85千米，婺源灵顺庙供奉的胡净一元帅为当地的信仰。至于这对大花瓶如何迁到北京智化寺的，现有两种推测，一种是因为清康熙年间"圣人教"案时迁"江

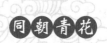
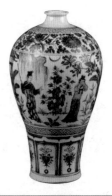

青花西厢记图梅瓶
（英国维多利亚与阿尔伯特博物馆藏）

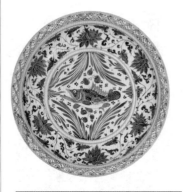

青花鱼藻纹盘
（美国纽约大都会艺术博物馆藏）

南庙宇"中如来本尊佛像及象耳瓶等供器到智化寺，另一种说法是它们被信众带来奉献于智化寺的。

E 景 德 镇 窑

景德镇窑位于今江西景德镇市。景德镇原名昌南镇，窑口始烧于唐武德年间，北宋景德年间因其瓷器的生产闻名天下，被皇帝赐名"景德"，素有"瓷都"之称。

景德镇窑实际上由多个窑口组成，故又称"景德镇窑系"。唐时已烧白瓷，宋时创烧出影青瓷，元时朝廷设立"浮梁瓷局"，又创烧出卵白色的"枢府"釉瓷及釉下彩的青花、釉里红瓷器。明清时期，景德镇成为中国著名的制瓷中心。明代在此设置御器厂，主要烧造青花瓷器，同时创烧出点彩、釉下彩、釉上彩、斗彩等多种彩瓷品种。清康熙、雍正、乾隆时期，在仿制古代名窑瓷器、创造新品种、仿造其他手工业品及制作专供外销的外国形式的"洋器"等方面都获得成功，其中青花和多种彩瓷品种闻名中外。

景德镇市东南的湖田窑是景德镇众多窑口中规模最大的，这里生产的影青瓷和青花瓷，代表了当时瓷器生产的最高水平，远销日本、东南亚和中亚的许多国家。

元朝时，湖田窑的青花瓷采用进口青料绘制青花图案，纹饰层次繁密，青花发色浓艳，人物故事题材丰富，主要供伊朗、土耳其等西亚地区使用。1982 年，湖田古瓷窑遗址被国务院列为第二批全国重点文物保护单位。

青花瓷

又称"白地蓝花瓷"，釉下彩瓷之一，属中国瓷器主流品种。这是先在瓷胎上以青料绘画，然后上透明釉，在高温下一次烧成。青花瓷的出现可追溯到唐朝，但唐宋时期的青花瓷均属初创，元朝时青花瓷烧造工艺渐趋成熟，并且开始大量烧制。

马顺牙牌

——大明第一特务机构的『工作证』

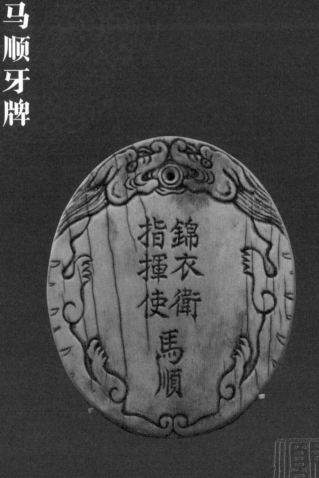

锦衣卫指挥使马顺

时　　代　　明正统
尺　　寸　　长7.5厘米，宽6.5厘米
属　　性　　腰牌
收　藏　地　　首都博物馆

14 世纪下半叶，横跨亚欧大陆的蒙古铁骑的风光不再，内部权力的争斗很快把曾有的辉煌埋葬。莫斯科公国的逐渐强大，让钦察汗国逐渐失去了对中东欧、西北亚的控制力；伊利汗国政权的瓦解，给了权臣和统将们拥立傀儡可汗的机会，拉开了各个利益集团王朝的攻杀大幕；察合台汗国因为汗位之争而分裂，在一系列混乱的战争中，来自中亚河中地区的西察合台贵族帖木儿建立起帖木儿帝国，以中亚乌兹别克斯坦为核心，开始了30多年的征服战争；东亚的元朝也因为皇室内争导致政局动荡，最终朱元璋从起义群雄中脱颖而出，灭元建明，开创了另一个稳定的中央集权王朝。

西亚，奥斯曼帝国继续强大，先后在科索沃和尼科堡战役中大败欧洲各国，帖木儿帝国的崛起暂时挽救了危在旦夕的拜占庭帝国。

西欧，基督神学受到挑战，一场反映新兴资产阶级要求的思想文化运动——文艺复兴在意大利诸城邦兴起，扩展至西欧各国。

大明第一特务机构的『工作证』

马顺牙牌 —

锦衣卫

在电视剧和电影里，明朝锦衣卫是一群让人谈名色变的存在：他们只听命于阴险的掌权大太监，个个衣着华丽又武功高强，定罪和杀人甚至只看心情和天气，肆无忌惮到无恶不作的地步，甚至为了利益相互之间也能刀锋相向……

其实锦衣卫最开始只是皇帝的侍卫亲军和仪仗队，

由将军、校尉和力士组成，挑选的依据并不是武功的高低，而是体格健康、身材高大和家世清白。一开始是"拱卫司"，后改称"亲军都尉府"，掌管皇帝仪仗和侍卫。为加强中央集权，监察和震慑不法群臣，1382年，朱元璋改置锦衣卫，让其负责守卫值宿、侦察与逮捕、诏狱（锦衣卫镇抚司大狱）。

作为皇帝直接管辖的军事机构，锦衣卫的权力开始扩大，侦察、逮捕、审问、廷杖、收集军情、策反敌将等活动中都能见到他们的身影。其首领称为锦衣卫指挥使，一般由皇帝的亲信武将担任，直接向皇帝负责。锦衣卫可以逮捕任何人，包括皇亲国戚，并进行不公开的审讯。1387年，朱元璋意识到锦衣卫有滥用职权、依势作宠之态，便将其废除，并焚毁刑具，将刑法之权交由三法司。

然而，朱棣登基后恢复并加强了锦衣卫的所有权力，这个机构先后曾被得势的太监刘瑾和魏忠贤所控制，成为一种恐怖的杀人武器。明嘉靖年间，陆炳掌政锦衣卫时，连一

出入宫禁的"九宫长随"牙牌

向权力在锦衣卫之上的东厂都不得不为之低头。

由于权力过大，又缺乏限制，锦衣卫最终同一样臭名昭著的东厂一起，把明朝送上了灭亡之路。

众目睽睽之下的一场朝堂斗殴

1449年夏，瓦剌（漠西蒙古）太师也先兵分四路，侵犯明朝边境，他自己亲率一支进攻大同。大同败报传至朝廷，在大权独揽的宦官王振的煽惑下，明英宗朱祁镇头脑发热，决定要御驾亲征，结果在王振的专断下，不但随行的约25万将士全军覆没，就连贵为天子的明英宗本人也做了俘虏。

噩耗传来，大臣们都炸了锅。

满怀激愤的大臣们争相拥至午门，要求监国的郕王朱祁钰（即景帝，朱祁镇的弟弟）下令，立刻将王振满门诛灭。骂人声、痛哭声、弹劾声此起彼伏，望着朝堂之上乱哄哄的局面，朱祁钰却犹豫不决：王振虽死在前线，但却是哥哥最宠信的人，而且朝中依附势力也不少，灭其满族的后果不好预料。难以下定决心的他让百官暂且出宫待命，给自己留点时间再琢磨琢磨。没承想，得不到准确答复的群臣被彻底激怒了，顿时朝门之前秩序

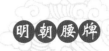

（均藏中国国家博物馆）

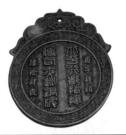

"北平行都指挥使司夜巡"铜牌

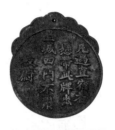

"皇城校尉"铜牌

大乱。此时，王振的死党、锦衣卫指挥同知马顺，却丝毫没意识到形势变化，他拿出了一贯的派头来，厉言呵斥群臣，轰他们出去。

平日里恨极了王振及其党羽的大臣们再也受不了了，户科给事中王竑（hóng）怒不可遏地冲上去抓住马顺的头发，用手中的朝笏（hù）劈头盖脸地打下去，甚至还用嘴咬下了马顺脸上的一块肉。此举就像一根火柴掉进了油桶，文官们争相上前，拳脚相加，一时之间竟然把马顺当场打死。

这可把朱祁钰吓愣了：这些大臣们疯了，疯了。他本能地选择了逃跑，远离这个混乱、吓人的场面。就在他准备溜回宫里的时候，兵部尚书于谦拦住了他，大声对他说，马顺是王振的余党，其罪当诛，要恕百官无罪。朱祁钰立马就照办了，还把王振安插在锦衣卫任副手的侄子王山绑赴刑场，在众人拍手叫好声中凌迟处死。

马顺，成为中国历史上，也是唯一一个，在朝堂之上被文官们群殴致死的锦衣卫指挥使。一年之后，负责管理牌符印信事务的尚宝司上本请求追查丢失的马顺的朝参牙牌。但当时场面混乱，根本无人留意一块朝参牙牌；而且马顺助纣为虐，虽被打死在御前，却被认为是咎由自取。于是，朝廷最终只是发了一个榜，让有拾到者缴还即可。事实上，马顺的朝参牙牌一直都没有人上交。

⏣ 马顺牙牌

现首都博物馆里藏的马顺牙牌，象牙质，呈椭圆形，正面上雕双螭纹，中刻"锦衣卫指挥使马顺"8字，背面刻"正统十四年八月吉日"9字。

朝参牙牌是明朝1378年开始为方便京官上朝（朝参）、出入禁城而设，象牙制，上刻官名（不刻人名），与现代的工作证类似。管理制度非常严格，有不佩者不得入内，而且禁止私下相借，否则将按律法处置。

牙牌统一由尚宝司（掌宝玺、符牌、印章）管理，京官升迁或除名，都必须上缴原牌，更换牙牌并由相关机构备案。除非奉有特旨，在京官员必须朝参，如遇无牌官员出入皇城的，会有临时措施。外官即使长期在京工作，也不给牙牌。如果尚宝司丢失或被盗牙牌，也要承担相应责任，个人自己丢失亦会受到处罚。凡官员遭遇事故或致仕（退休），必须将牙牌缴回。像马顺这种情况，无法追回的属于特例。

然而，根据史料记载和现存实物比较研究，首都博物馆所藏的这枚牙牌不但刻了人名，还为马顺官升一级，由从三品的"锦衣卫指挥同知"升到正三品的"锦衣卫指挥使"，背面时间为马顺死亡当年当月，还留有"吉日"两字，专家们推断它并非当年遗失的朝参牙牌，而极有可能是家人偷偷为其下葬时私刻的。

▢▢ 腰牌 ▢▢

腰牌是古代用于证明身份而佩戴的证物，材质有金、银、铜、象牙、木等。明朝正式定制，腰牌分为五种：公、侯、伯曰"勋"，驸马都尉曰"亲"，文官曰"文"，武官曰"武"，教坊曰"乐"。常见的有朝参牌、祀牌、供役牌、扈从牌、内牌等，分别用于不同身份和场合。

斗彩鸡缸杯

——深宫里的真情呵护

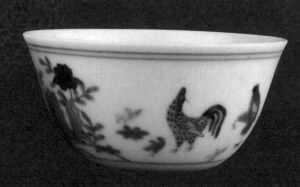

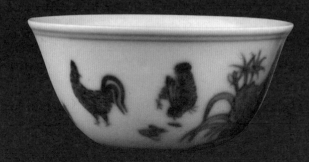

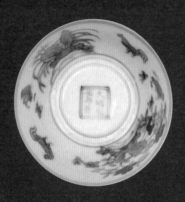

时　　代　明成化
尺　　寸　高 3.8 厘米，口径 8.3 厘米
属　　性　酒杯
收 藏 地　英国大英博物馆

15世纪前后，人类终于冲破茫茫大海的隔阻，借助逐渐高超的航海技术和愈加大规模的船队支持，让世界各地不再孤立，而成为一个整体。海洋时代就此开启。世纪初中国人郑和的七下西洋与沿海各国的文化交流，与世纪晚期西方世界新航路开辟而实行的殖民行为，反映了中西方大陆文明与海洋文明的明显差异。

欧洲，靠十字军起家的条顿骑士团在著名的格林瓦尔德会战中惨败，衰亡之势已经不可阻挡。捷克境内，以农民为主体的胡斯军虽然在反抗神圣罗马帝国的压迫中失败了，但他们的思想和行动却为16世纪欧洲各国的宗教改革产生了不可估量的影响。英法之间，因积怨已久而爆发的百年战争进程过半，靠圣女贞德的勇敢和坚毅，法国才堪堪扭转了长期不利局面，查理七世才得以加冕，并最终结束百年战争。

墨西哥中部最具特色的阿兹特克文明蓬勃发展，帝国在奥伊佐特的统治下，版图达到了最盛。印加帝国在南美的扩张则随着图帕克·印卡·尤潘基的雄心，付出的代价越来越昂贵。

东亚，中国境内"土木堡之变"的余波仍在继续……

深宫里的真情呵护

斗彩鸡缸杯——

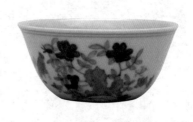

"夺门之变"

1457年年初，"土木堡之变"后临危即位的明代宗朱祁钰突然得了重病。为把自己儿子朱见济立为太子，他用尽手段废掉了侄子朱见深的太子之位，不料朱见济一年之后就夭折了，这给了朱祁钰很大的打击。

明朝信奉正统，大臣们心里都还是认为皇位应该属于英宗一系的。明英宗自从被瓦剌放回朝后，就一直以太上皇的名义被软禁在南宫，禁止跟任何人接触。眼看朱祁钰病重，时为太子太师的石亨、宦官曹吉祥、武将张鞁（bèi）等人商议，为了以后的飞黄腾达，他们密谋拥立明英宗朱祁镇复位，而且要抢在文官上奏之前把事情办了。

于是，曹吉祥进宫取得朱祁镇生母孙太后的懿旨，石亨和张𫐓则去找了副都御史徐有贞，当一切都安排妥当后，他们决定在正月十六晚上动手。正月十六白天，大臣们为复立被贬为沂王的朱见深为太子之事商议得热火朝天，丝毫没有察觉一场大的政治风暴就会在晚上来临。

当晚四更时分，张𫐓以瓦剌骚扰边境、保护京城安全的借口，带着大队京营兵，在石亨的接应下顺利进入皇城，随后徐有贞锁上了城门，并将钥匙扔入贮水的地窖。到达南宫时，打不开宫门的众人就用巨木悬于绳上齐力撞门，结果门没事，墙倒是震塌了一个大洞，众人就从这个破洞闯进了朱祁镇的屋子。还未睡觉的朱祁镇还以为是弟弟派人来杀自己，吓得浑身哆嗦。不料，众人却口呼"万岁"拜倒在地。他瞬间就明白了：自己的命运要改变了。

当天色微亮时就早早等在午门外的大臣们按秩序走入奉天门，见到的不是当天要临朝的明代宗朱祁钰，而是八年前的皇帝时，一个个目瞪口呆。事已成舟，大臣们只好默认了眼前的局面。而正在乾清宫梳洗的朱祁钰在得知真相后，只是连说了三个"好"字，就重新躺回床上，再也不肯多说一个字。

一个月后，被废的朱祁钰去世，时年 29 岁，以亲王礼葬。

E 载 入 史 册 的 姐 弟 恋

"夺门之变"不但改变了明朝的历史，也改变了很多人的命运。

当初拥立朱祁钰的大臣被复辟后的明英宗以谋逆之罪一一处死，其中不乏保全了社稷的重臣，如于谦、王文。而那些帮助朱祁镇夺回帝位的功臣则一一被封，此后无不横行于朝，彼此争斗。

这里面，最懵懂也最无助的莫过于两次被立的朱见深了。"土木堡之变"时，朱见深才 2 岁，孙太后派自己依赖的宫女万贞儿去照顾小孙子。19 岁的万贞儿把幼小的太子当成自己的孩子一般悉心照料，百般呵护。5 岁时，朱见深被叔叔废了太子之位，漫长、难熬，被轻侮、怠慢的冷宫生活，让不谙世事的朱见深愈发沉默和精神紧张，只有一如既往侍奉他的万贞儿不离不弃，保护他，宽慰他。

明英宗复辟后，10 岁的朱见深重新被立为太子。

1464年，17岁的朱见深即位，是为宪宗。他登基后的第一件事就是要封34岁的万贞儿为皇后，但遭到了生母周太后的激烈反对，无奈之下只好封为贵妃，另立才貌双全的吴氏为皇后。然而，一个月后，不受宠爱的吴皇后被废。据说，年轻貌美的吴皇后见皇帝天天跟万贵妃形影不离，一怒之下就杖责了皇帝心爱的贵妃。岂料，皇帝得知后大怒，不但废了吴氏，还处罚了劝阻的大臣。

自此后，万贵妃专宠23年，后宫之位无人能及。在她与朱见深的儿子一岁夭折后，她的心理就慢慢地失衡了，见不得其他妃子或宫女怀孕，一旦发现就加以伤害。直到1475年，一个在冷宫中被太监、宫女、废后吴氏、周太后偷偷养大的孩子（朱祐樘）出现在朱见深面前，这种事才得以制止。

尽管如此，朱见深也没有减少半点对万贞儿的宠爱。1487年，57岁的万贞儿因病去世，朱见深大为悲痛，辍朝七日。同年八月，他也追随万贞儿而去，遗诏太子朱祐樘即位，是为明孝宗。

斗彩鸡缸杯

登基后的朱见深，有一天偶然间看见了一幅宋人画

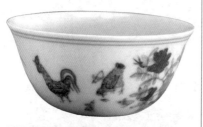

斗彩鸡缸杯（北京故宫博物院藏）

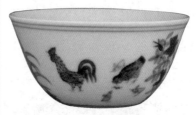

斗彩鸡缸杯（台北"故宫博物院"藏）

作《子母鸡图》，上画一只母鸡带着几只刚孵出的小鸡在地上觅食，母鸡慈爱的目光非常传神，而怯弱依偎在母鸡羽翼下的小鸡们稚嫩可爱。朱见深被这个温馨的场面吸引住了，想起自己成长的过往，以及当年万贞儿对自己的守护之情，便感慨地在上题诗："偎窠伏子无昏昼，覆体呼儿伴夕曛。"

这成为成化斗彩鸡缸杯由来的源头。据《成窑鸡缸歌注》："成窑酒杯，种类甚多，皆描画精工，点色深浅，瓷质莹洁而坚。鸡缸上画牡丹，下有子母鸡，跃跃欲动。"

鸡缸杯敞口外撇，深腹，浅圈足。此通体施白釉，釉面洁润，光泽度较高，釉色细腻，胎体轻薄，碗底以青花书"大明成化年制"六字两行双框楷书款。碗内光素无纹，外以青花、红、绿、黄、赭等色装饰纹样。外壁以牡丹湖石和兰草湖石将画面分成两组：一组中母鸡与一小鸡啄食蜈蚣引得公鸡回首注视，两只小鸡自在玩耍在旁；另一组公鸡正引吭高歌，身后一母鸡与三小鸡欲食蜈蚣，画面形象生动，生机勃勃。

自此后，斗彩鸡缸杯成为明宪宗朱见深的御用酒杯，由景德镇御窑厂专门烧制进贡。因御用之物烧造标准高，成品率不高，故流传到民间的数量极少。因而古时就有："宁存成窑，不苟富贵"的说法。

因斗彩鸡缸杯名贵，后世历朝都有仿制之作，其中以清康熙朝仿品最佳。

〜 斗彩 〜

中国传统制瓷工艺之一，在瓷坯上先用青花描绘图案轮廓，施透明釉后经高温烧成，再以各种彩料填绘，入低温小窑烘烤而成。因彩绘方式分釉上、釉下两种，有拼逗之意，故称为"斗彩"或"逗彩"。最早见于明宣德五彩器上，以成化时产品最受推崇。

素三彩佛陀涅槃及弟子群像

——弘治中兴下的安居

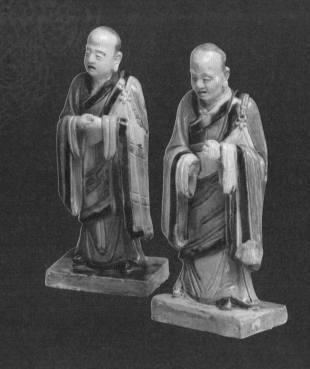

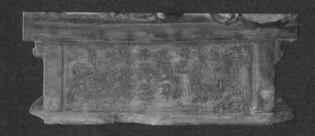

时　　代　明弘治

尺　　寸　高35.6厘米，长43.5厘米，宽22.9厘米

发 现 地　山西阳城

收 藏 地　美国纽约大都会艺术博物馆

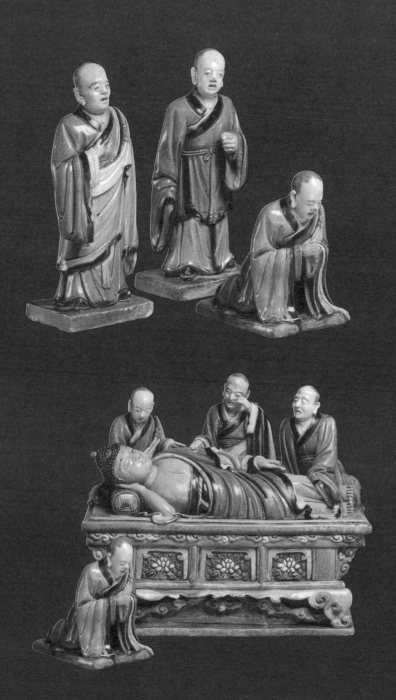

1475 年，当 28 岁的明宪宗朱见深第一次见到自己那因长期幽禁，头发一直拖到地面的瘦弱儿子时，禁不住泪流满面。这是他感慨自己华发已生却没有儿子后的惊喜。自小饱受冷宫滋味的他，知道这个孩子经历了什么。于是，当天他就召集群臣公布了孩子的身份，并于第二天立他为皇太子。

这个面色苍白，生下来从不曾见过父亲面的孩子就是 5 岁的朱祐樘，后来的明孝宗。他是在宫女纪氏和太监张敏以生命为代价，以及怜其无辜的废后吴氏及其他好心的宫女、太监们帮助下，在万贵妃无数次的搜查下活下来的。

终于见到孙辈的周太后，在纪氏和张敏死后，亲自去将朱祐樘抱养在自己的仁寿宫，精心看顾，并再三叮嘱不要碰或吃万贵妃宫里的食物。

也许是很多陌生人的善意温暖了他，这个幼年坎坷但终平安长大并顺利登基的孩子成了明朝中期的一位仁君。他的宽厚仁和、节俭自律、勤于政事、尊敬大臣、励精图治，使得弘治年间的明朝子民享受了真正的安乐，史称"弘治中兴"。

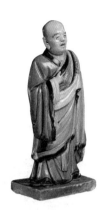

弘治中兴下的安居

阳城琉璃乔家

琉璃是指一种彩色透明的低温铅釉陶器，在中国烧造历史悠久，汉时已经出现，北朝时开始运用在建筑屋顶装饰上，主要有屋脊兽、半筒瓦、瓦当等。作为琉璃发源地之一的山西，琉璃烧制技艺独具一格，皇宫庙宇、商宅权府、民房楼塔，到处都有山西琉璃的存在，因此曾有"晋地琉璃遍天下"一说。

明朝是山西琉璃技艺的顶峰时期，朝廷垄断了细瓷生产，陶类制品就流行于民间。这时的琉璃制品不仅使用范围日渐扩大，品类增加，而且造型也突破了宫廷的

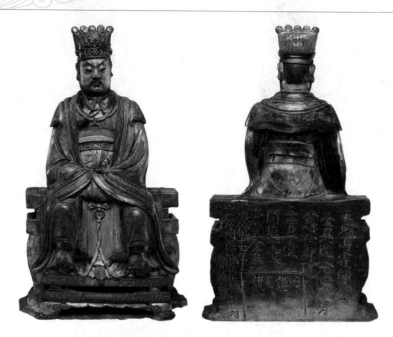

明成化 乔彬造素三彩赵公明像（正、背）

限制，开始变得活泼而富有生气，涌现了众多的经典艺术品，也形成了很多有名的琉璃世家。历史上最出名的有三家，即现河津市吕家，太原市南郊马庄苏家和阳城后则腰乔家，其中以乔家的技艺和名气最大，有"南有景德镇，北有后则腰"之称。

乔家祖籍在陕西西安龙桥一带，先祖是陶瓷匠人，宋时迁居山西高平，因后则腰出产高质量的瓷土，遂在当地定居，专门从事黑、绿陶瓷和琉璃的生产。作为家族商业，乔家高度保密的技术和生产方式通过一代又一代的男性家族成员完整地传承了下来。他们最日常的业务就是建筑琉璃构件的烧造，以乔永丰、乔长远、乔长正父子三人建造的阳陵村寿圣寺琉璃塔最负盛名。

除建筑琉璃构件外，山西乔家也以精美的三彩造像为世所知。他们的造像身躯粗壮，四肢丰满，神态逼真，釉色光亮，是公认的艺术杰作。如明弘治年间乔彬所造、现藏于美国普林斯顿大学美术馆的素三彩观音像和纽约大都会艺术博物馆的一套佛陀涅槃及弟子像。

眼界开阔的乔家人后来打破常规，开门授徒，使得琉璃技术一直绵延至今，阳城琉璃乔家的品牌也传承800余年不断。

▐E 涅槃的佛陀和他的弟子群像

现藏于美国纽约大都会艺术博物馆的素三彩群像再现了2500多年前佛陀涅槃时的场景：佛陀头朝北向右侧卧于床上，双目轻闭，面容安详；八大弟子（舍利弗尊者和目犍连尊者已经去世，大迦叶尊者尚在途中）或跪在身边，或侧立一旁；或抹泪，或握拳，或抚胸，或合十，个个神态悲戚，痛哭不已。

此组群像采用了明弘治时素三彩所常用的凹刻、堆塑填彩法，黄色娇艳，绿色明亮，紫色穆静。底座署有"大明弘治十六年，盘亭山西岩禅僧惠恭发心造睡佛一尊、释迦佛一尊、弥肋（勒）佛一尊、地藏佛一尊、观音一尊、十大高僧"共46字。

佛陀指释迦牟尼，原是印度古国释迦族迦毗罗卫国的王子，出生就异于常人，后出家正觉成道，在一棵菩提树下顿悟成佛。他创立佛教，一生弟子无数，

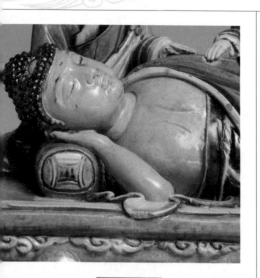

涅槃的佛陀

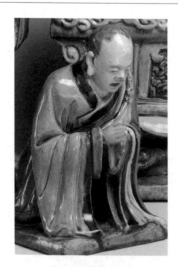

痛哭的弟子

80岁时在娑罗林中双树之间头向北，侧卧涅槃。涅槃前，除了围绕在身边的弟子外，还有附近的五百力士，他平静地为诸弟子做了最后的开示。佛陀灭度后，由大迦叶尊者继承了佛祖衣钵。随着佛教从东汉传入中国，佛陀涅槃像逐渐成为南北方宗教艺术表现的最主要内容之一。

明朝素三彩瓷存世量较少，人物雕瓷更是稀有，佛陀涅槃及弟子群雕像是明素三彩精品之中的精品，难得一见。

素三彩

以黄、绿、白三色为主的一种陶胎低温色釉器，始于南北朝，兴于初唐，釉色艳丽的"唐三彩"享誉海内外。"宋三彩"雅致清淡，"辽三彩"民族风情明显，"明三彩"富丽堂皇。明时除陶胎外，创造了三彩瓷，清时极为名贵，衍生出很多新品种，如白地三彩、色地三彩、墨地三彩、虎皮三彩等。其中"三"字代表多数，并无特定含义。

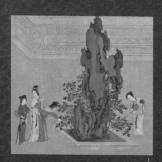

一后妃拢手而立，注视宫女灌溉牡丹；牡丹左方一女伴随两鬟，一鬟浇花，一鬟持扇。

《汉宫春晓图》

——春色里的宫廷生活百态

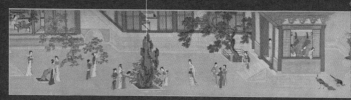

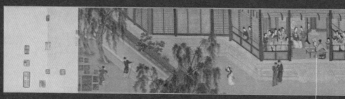

宫殿之内，宫廷画师正在为后宫嫔妃画像。静静等待的、好奇张望的、害羞偷看的、端坐肃穆的，神态毕现。

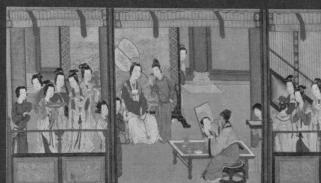

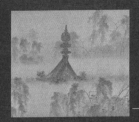

掩映在晨雾和树丛中的
金顶建筑。

卷首是二十四枚印章，"嘉
庆御览之宝""乾隆御览之
宝""神品"等清晰可见。

轩内女乐一组，有婆娑起舞者，有拍手相和者，有
鼓弄乐器者，有持笙登级者。

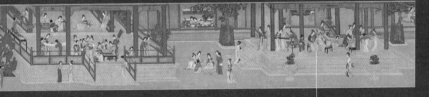

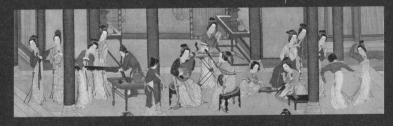

时　　代　明嘉靖
尺　　寸　纵 30.6 厘米，横 574.1 厘米
属　　性　绢本长卷，仕女画
收 藏 地　台北"故宫博物院"
地　　位　中国十大传世名画之一，被誉为中国"重彩仕女第一长卷"

16 世纪是航海家和冒险家的世纪，他们带来了世界性的地理大发现和殖民主义，同时，这个世纪也是科技兴起、文艺进步和教会权威逐渐衰弱的世纪。世界近代史由此启端。

西班牙人和葡萄牙人在皇室的支持下，走在了所有国家的最前面，并凭借先进的海上力量，分别建立了各自遍布全球的殖民帝国。新航路的开辟，加大了东西方文化和贸易的交流，为欧洲超越亚洲的快速繁荣奠定了基础。

奥斯曼帝国在赛利姆一世和苏莱曼一世的统治下，领土扩张达到极盛，成为横跨欧、亚、非三洲的多民族帝国。

亚洲，日本尾张国的大名织田信长通过自己的努力，成为战国时代最耀眼的明星，却在即将统一全国前夕死于部下的本能寺之变中。上位后的丰臣秀吉统一了日本，野心勃勃欲建立一个亚洲帝国，制订了先占朝鲜，再攻中国，最后征服印度的计划。结果，这个意图随着中国明朝军队的入朝援战而迅速破灭。

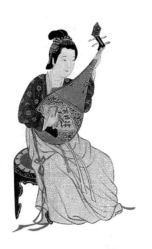

春色里的宫廷生活百态

《汉宫春晓图》——

尚奢之风日重

嘉靖帝朱厚熜（cōng）在位45年间，是中国资本主义在中国的萌芽时期，经济活跃，文化繁荣，商业兴盛，四通八达的水陆商路开拓了人们的视野，刺激着人们的欲望。

由俭趋奢、追求享乐成为一种由上而下的社会风气，就算是家无余财的庶民百姓，也会刻意打扮，装饰门面。人们在服饰上崇尚华贵，饮食上追求精细，生活上讲究闲适，人情中流行雅贿。在这奢靡之风的影响下，书画成为一种高端奢侈品，不但成为求官的捷径，甚至还可用来抵充俸银。甚至江南一带的权豪富绅们，为了

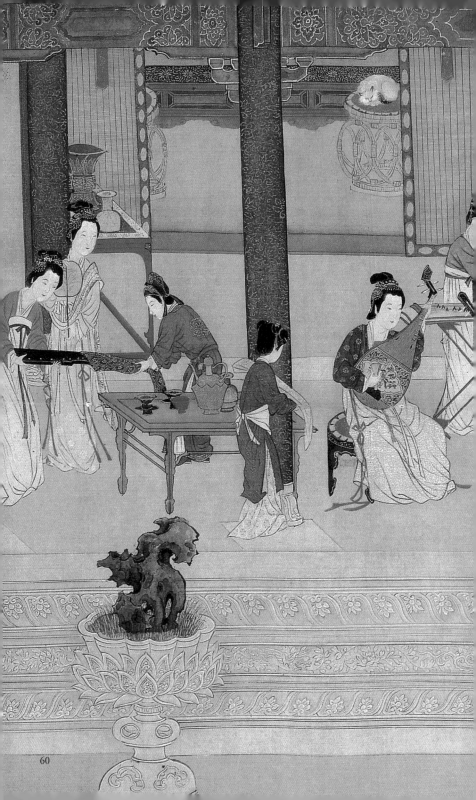

装饰点缀自己的私家园林，还专门延请当世绘画名家绘制园中美景或自己的生活场景，仇英、文徵明、钱谷都曾绘过此类作品。

漆工出身的画家

仇英（？—1552年），字实父，号十洲，苏州太仓（今属江苏）人。明嘉靖时，江南吴浙一带商贾聚集，经济发达，堪称社会尚奢之气的中心和风向标，这对仇英成年后的艺术创作产生了很大影响。

出身低微的仇英，幼年失学，为生存曾做过漆工及替人彩绘栋宇，后因名画家周臣的赏识而专心学画，成为周臣最著名的弟子唐寅（唐伯虎）之外的另一个高徒。他勤奋刻苦，山水、人物、花鸟、界画无一不精，尤擅人物画中的仕女图，设色、水墨、白描无所不能，如要临摹宋人之作则几可乱真。

仇英与老师周臣、师兄唐寅被称为"院派三大家"，又与沈周、文徵明、唐寅并称为"明四家"，是明代最有代表性的画家之一，现存世主要代表作品有《子虚上林图》《汉宫春晓图》《桃园仙境图》《赤壁图》《玉洞仙源图》等。

E 传世代表作

《汉宫春晓图》大约在嘉靖十九年至二十三年（1540年—1544年）期间创作完成。画面以春日晨曦中的汉代宫廷为题，用长卷的形式描绘了初春时节宫中嫔妃生活和佳丽百态：妆扮、浇灌、折枝、插花、饲养、歌舞、弹唱、围炉、下棋、读书、斗草、对镜、观画、画像、戏婴、送食、挥扇等。画中共绘后妃、宫娥、皇子、太监、画师等115人，其中女子96人，男子13人，婴童6人。每个人的衣着都精细绘制，神情面貌刻画生动。全画构景繁复，布局巧妙，画面张弛有度，用笔清劲而赋色妍雅，林木、奇石与华丽的宫阙穿插掩映，铺陈出宛如仙境般的瑰丽景象。

据汉刘歆撰《西京杂记》载，西汉时元帝后宫佳丽很多，没办法——见面，汉元帝就让画工毛延寿把她们的面容、身影画出来，再从画像中挑出喜爱的。于是后宫里的佳丽们都贿赂毛延寿，让他把自己画得漂亮些，只有王嫱（昭君）不肯，所以她一直都没见到汉元帝。为改变命运，王嫱后来自荐出塞，嫁与呼韩邪单于。这个故事情节也体现在画面中，最右侧一殿内有一画工正在为嫔妃绘容。

图中的人物服饰虽皆为汉服，但建筑和家具，包括蓝底金边琉璃瓦、汉白玉台基雕刻、宫墙宫门、窗棂装饰等的形制皆为典型的明朝风格。

名画递藏

　　《汉宫春晓图》是仇英平生的得意之作，也成为明代工笔人物画的典范，深刻影响了后来的仕女画。此画完成后，由明代收藏家汪爱荆收藏，隆庆初年归了富甲一方的鉴藏家项元汴。1645年，清兵攻破嘉兴府城时，项元汴的藏品被劫掠，散失殆尽。

　　《汉宫春晓图》曾在清初鉴藏家梁清标家里待过，康熙六十大寿时，被作为贺礼送进清廷，一直收藏于内府。现藏于台北"故宫博物院"。

仕女画

中国传统人物画的一种，内容以女性形象为描绘对象，形成于两晋时期，繁荣兴盛于唐，题材扩展于宋，衰退于元，尊崇于明清。描绘的对象从古代贤妇、神话传说中的仙女到宫廷贵妇、民间贫女，画风也从注重内在精神气质逐渐到追求淡雅飘逸。

《出警入跸图》
——明朝皇帝的祭祖盛况

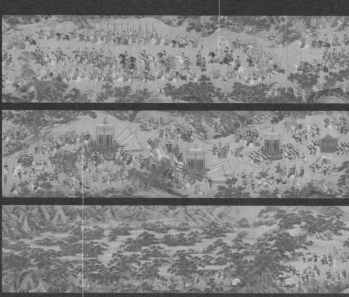

穿着金色盔甲的嘉靖帝骑在一匹黑色的高头大马上，帽插两根白翎，上系红缨，佩天子剑，威风凛凛。

由大象拉的"大驾卤簿"更显帝王威仪，"大驾卤簿"是皇帝出行时专用的规格最高、规模最大的车驾仪仗队。

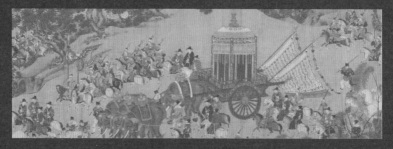

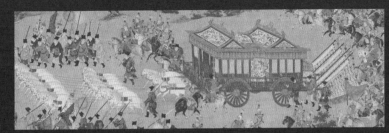

在御林军和仪仗队簇拥下，一辆豪华大车由 20 多匹马拉动，后方还有随行的轻车。

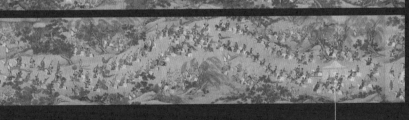

四马抬辇，不是训练有素的御马，不能担当此任。周围有大红飞鱼服的锦衣卫护送。

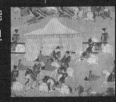

时　　代　明万历

尺　　寸　《出警图》纵 92.1 厘米，横 2601.3 厘米

属　　性　绢本设色，长卷

收 藏 地　台北"故宫博物院"

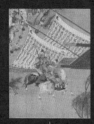

锦衣卫中的大汉将军，是明朝殿廷卫士的称号，属锦衣卫编制，最多时有1500人，由身材高大，仪表堂堂的忠心士兵编成，不但有保护皇帝安全的责任，更有因其体貌雄伟"以充朝仪"的责任。

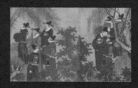

文官头戴乌纱帽，身着常服，即盘领袍衫，手持圆形骨朵和表明身份的牙牌。

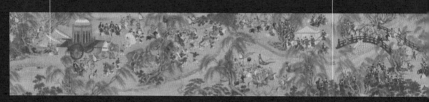

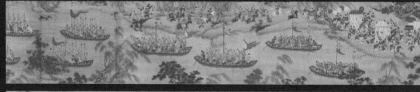

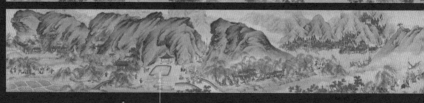

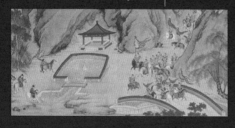

明朝时，天寿山陵区内除了帝王陵寝、妃坟园寝外，还曾建有一些服务性或纪念性的重要建筑，如帝后谒陵的更衣之所的时陟殿、居住的行宫及这座泉水喷池。

时　　代　明万历
尺　　寸　《入跸图》纵 92.1 厘米，横 3003.6 厘米
类　　别　绢本设色，长卷
收 藏 地　台北"故宫博物院"

浩荡的队伍最终归
来，云雾缭绕中的
巍峨午门和故宫近
在咫尺。

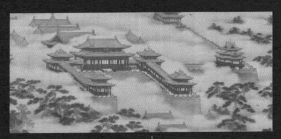

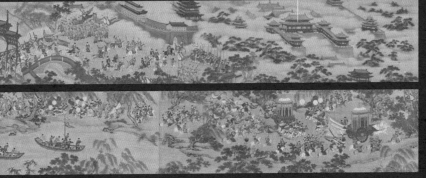

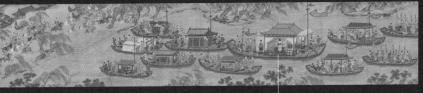

乘船水路而归的嘉靖帝，便装的锦衣卫充当
劳力划船，最为宠信的宦官在身边侍立。

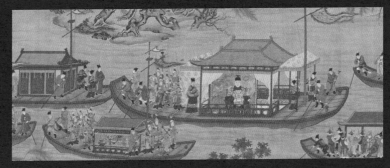

15 83 年正月二十三日，刚刚亲政后的明神宗万历帝朱翊（yì）钧意气风发地给内阁下了一道谕旨，要于闰二月躬诣天寿山行春祭礼。这位 10 岁即位，被严厉的内阁首辅张居正和母亲李太后压抑着性情长大的皇帝，不久前才无情地下令抄了恩师张居正的家，流放了他的家人。他被管束得太久了，迫不及待地想一展拳脚。

他害怕自己会像父亲明穆宗隆庆帝朱载垕（hòu）那样突然死亡，都没办法拥有一个完美的陵寝。于是趁着这次春祭，他要好好地去为自己选个吉穴，早早地把陵寝之事安排妥当。闰二月十二日，他驾临了天寿山，依次拜谒了祖先的陵寝后，亲自勘查了礼部提交的几个吉穴位置。回京后，甚至又去观察了一番，最终定下了大裕山。

万历十二年（1584 年）九月十三日，借着秋祭之机，明神宗带着两宫皇太后和众后妃从京城出发，随行官员及警卫人员队伍浩浩荡荡，规模空前。这次出行奠定了明十三陵中定陵的修建，自此后整个朝廷的重心就集中于此，仅一个地宫就耗时 6 年，花费白银 800 万两。然而没想到的是，他在位 48 年，成了明朝在位时间最长的皇帝，让提前修好的陵寝生生等了 30 年……

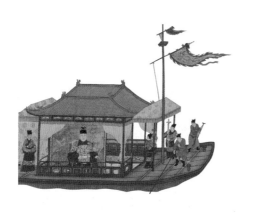

《出警入跸图》——

明朝皇帝的祭祖盛况

祭祖习俗

"国之大事，在祀与戎"，在古人的观念里，祭祀是和战争一样重要的头等大事，是神圣礼仪的一部分。在"慎终追远"的传统中，慎重地办理父母丧事，虔诚地祭祀先祖，是一个家庭甚至国家最主要的活动之一。古人认为祖先不仅是与自己具有血缘传承关系的先人，也是强大的灵魂，可以庇佑后人。

除夕、清明节、重阳节、中元节是中国传统节日里祭祖的四大节日，以春秋二祭最为隆重。春祭在清明，为中华民族的春祭大节，以扫墓祭祖和踏青郊游为基本礼俗；秋祭在重阳，以丰收之食感谢祖先和神灵庇佑，以登高和晒秋为主要活动。

E 陵寝祭祀

在明朝，祭祀活动分为大祭、中祭和小祀三个级别。按《太常续考》中记载，大祭含天地、宗庙、社稷、陵寝，中祭含朝日、夕月、太岁、帝王、先师、先农、旗纛（dào），除此之外的祭祀活动称为小祀。大祭由皇帝亲自出面，中祭和小祀由皇帝委派其他官员出面。

陵寝大祭由皇帝亲赴行礼的称为"躬祭"，由朝廷按节序派官员前去祭祀的称为"遣祭"。陵寝祭祀是显示皇权，也是维护统治秩序的一种体现，因此明清两代对天寿山陵寝的祭祀均十分重视，不但规定了详细的礼仪细节，还制定了相关的规范制度。明神宗前往天寿山陵寝祭祀时，就遵循了嘉靖帝明世宗更定的烦琐礼节，呈上了丰盛的祭品。

E 天寿山

位于北京市昌平区的天寿山，原名为黄土山，是燕

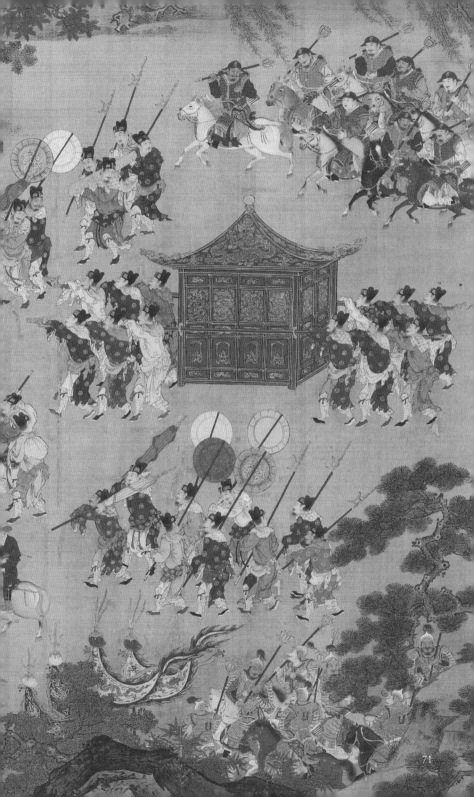

山的余脉，属太行山系。明成祖永乐帝朱棣迁都北京后，就着手为自己选择陵寝之地。在经过多次勘查和比较后，最终朱棣选定了当时的黄土山，并将它改名为天寿山，作为子孙世代营建陵寝的风水宝地。

天寿山山体周正，巍峨高大，四周群山环抱，明堂开阔，中间的康家庄村子后面密林之中又有一股清泉，迂回流出龙虎两山。朱棣选中这里后，就将康家庄村民全部迁出，在这里修建了明十三陵中建筑规模最大的长陵。

皇家祭祖的排场

《出警入跸图》描绘了明神宗朱翊钧出京谒陵盛况：由右往左为《出警图》，皇家谒陵队伍浩浩荡荡由北京城德胜门出发，前往离京城45千米外的天寿山祖陵；由左往右为《入跸图》，祭祖扫墓后的皇家队伍返回京城，留守的大臣们前往迎接。

"跸"是指帝王出行的车驾，"警跸"就是清道，跟现在的交通管制差不多，把道路清空以利帝王车驾通行。"出警入跸"意指皇帝出巡归来。这个"皇帝扫墓"主题，通过出行时皇帝在宫廷侍卫的护送下骑马出京走陆路，返回时偕侍卫坐船行水路而巧妙地分为两部分，一出一入，相互呼应，栩栩如生。

《出警入跸图》长达60米，画中总人物超过1100人，轿辇18顶，大船19艘，有衣着鲜艳的文武百官、罩甲多样的仪仗队、飞鱼服威严的锦衣卫、盔甲明亮的禁军及其他鲜艳各色的随从人员等。全图以皇帝及其仪卫为主，衬以峻山翠树，队伍绵延不断穿行其中，充分显示了皇家祭祀的威仪。

出发时的明神宗身着金色鱼鳞甲，戴高翎头盔，骑黑色骏马，佩奢华弓箭和天子剑，盔甲之上绣精美的龙纹。身后随行的锦衣卫持伞盖。回归时的明神宗端坐于船中，穿绛紫色龙袍，戴乌纱翼善冠，目光平静，神色淡然。随行的宦官肃静侍立，换装的锦衣卫划水行船。

画中皇帝之争

明朝在史书中明确记载去拜谒过祖宗陵寝的皇帝有三人，分别是明宣宗朱瞻基、明世宗朱厚熜和明神宗朱翊钧。在一段时间内，有很多专家认为画中的皇帝是明世宗嘉靖帝。有专家后来仔细研究后指出，嘉靖帝去谒陵归京后留守的大臣们是在胡城门外相迎的，画上

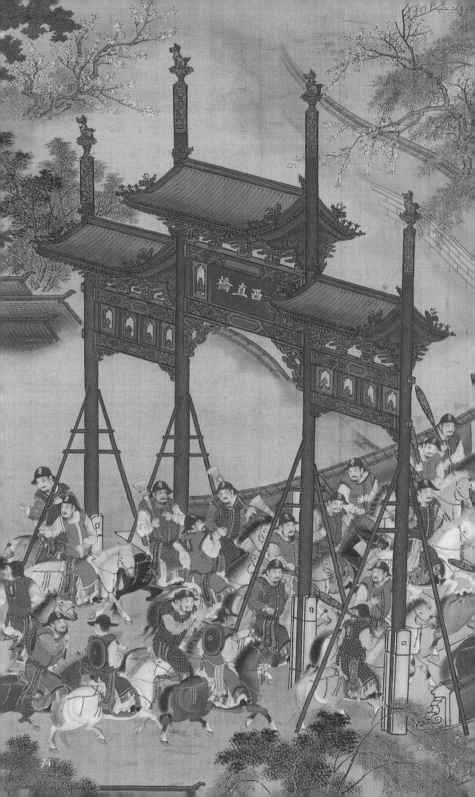

十三陵牌坊修建的时间与嘉靖帝去谒陵的时间也对不上。相反，画中归京时大臣们相迎的西直桥和皇帝陆路去水路归的细节与《万历起居注》中记载明神宗去谒陵的描绘相符合。

因此，现在大多数人也就倾向于认定这幅巨作中的皇帝就是明神宗。

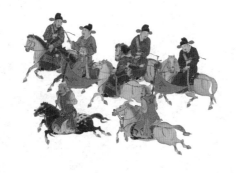

▱ 明十三陵 ▱

世界文化遗产，坐落于北京市昌平区天寿山麓，总面积120余平方千米，为明朝皇帝陵寝。现有13座皇帝陵墓，陪葬墓8座，含7座妃子墓、1座太监墓；共埋葬了13位皇帝、23位皇后、2位太子、30余名妃嫔、2位太监。

金丝翼善冠

——明天子的奢华日常

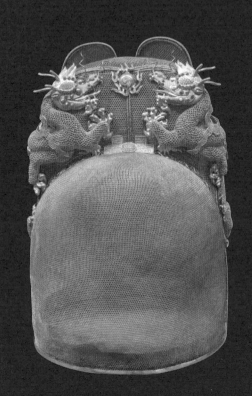

时　　代　明万历

尺　　寸　通高 24 厘米；后山高 22 厘米，冠高 14.7 厘米，口径 20.5
　　　　　厘米

重　　量　826 克

属　　性　常服冠戴

出　土　地　明十三陵定陵地宫

收　藏　地　明十三陵博物馆

地　　位　镇馆之宝

16 世纪从欧洲通往亚、非、美洲的新航路开辟，刺激着欧洲各主要国家资本主义发展的同时，也加剧了各国争夺海上霸权和殖民地霸权，以及争当欧洲大陆霸主的斗争。

西班牙和葡萄牙一直遥遥领先的局面在 16 世纪末被打破。1588 年加莱海战中西班牙腓力二世赫赫有名的"无敌舰队"的覆灭，为伊丽莎白领导下勃勃崛起的英国在两个世纪后成为新一任"日不落帝国"奠定了基础。而随着英、法、荷兰、沙皇俄国、波兰等各国的兴起和海外殖民地的不断被瓜分，葡萄牙的殖民帝国逐渐瓦解。

这一时期，因国内经济的快速发展，荷兰共和国一跃成为西欧强国，并在 17 世纪快速成为海洋霸主，商船数目超过欧洲所有国家商船数目总和，被誉为"海上马车夫"，进入黄金时代。

然而，标志着新时代曙光的世界格局大变革丝毫没有影响到亚洲东方的大明王朝。深居宫中长达二十多年不上朝、不见臣，甚至连大祭都鲜少露面的明神宗万历帝，在袅袅浮动的香雾中，任性地沉浸在享乐之中，对王朝的衰亡气息浑然不觉……

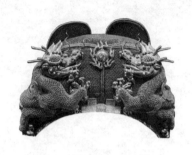

明天子的奢华日常

金丝翼善冠——

金冠

⊨ 明朝的常服

明朝建立后，明太祖朱元璋根据汉族的传统，"上承周汉，下取唐宋"，重新制定了明制汉服。与前代相比，明制汉服"花冠裙袄，大袖圆领"，中后期出现了立领，金属纽扣被广泛使用。从服饰到搭配，明朝都有一套完整的严格等级制度，对当时的周边国家有着深刻的影响。一直到现在，朝鲜族的韩服、琉球族的琉装及京族的越服都带有明制汉服的特征。

就常服来说，主要有两类：皇家常服和官吏常服。皇帝常服又称翼善冠服，使用范围最广，如常朝视事、日讲、省牲、谒陵、献俘、大阅等场合均可穿，即头戴乌纱折上巾（又称乌纱翼善冠），身着圆领大袖袍（前后及两肩绣有金盘龙纹），腰中束玉带，脚下踏皮靴。其他重要皇室成员形制与皇帝相同，只是袍为红色。皇后常服要戴龙凤珠翠冠，穿加霞帔的红色大袖衣（上织金龙凤纹），红罗长裙，红褙子（直领对襟的外罩衣）。

官员们的常服用于平日里的办公，乌纱帽，圆领袍上以补子（前胸后背之上的一块织物）来区分文武官职及秩品高低，腰系革带，足蹬皂皮靴。

乌纱帽的来历

乌纱帽是一种用黑纱制成的帽子，最早出现于东晋晋成帝司马衍时期，官员们都戴这种帽子上朝议事。南朝宋明帝刘彧（yù）时，其异母弟、宰相刘休仁把这种帽子做了一下改良，把下垂的帽边用黑纱抽边，帽子可以上卷。由于材质便宜、制作简单且式样大方，很快这种帽子就成了全民所爱，上至皇帝，下至平民，只是颜色或者上面的装饰不同而已。

宋太祖赵匡胤登基后，为改变议事时大臣们交头接耳、私下议论的小动作，就下诏在乌纱帽的两边各加一

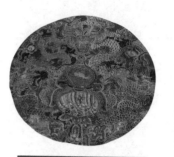

满绣江山万代龙纹圆补

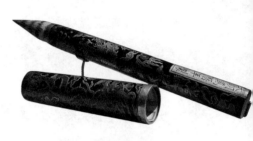

万历帝的御用毛笔

个长而窄的翅，只要动下脑袋，坐在高位的皇帝立马就能发现。不同官职的乌纱帽上装饰的花纹不同。

明朝朱元璋时，将两端的长窄翅改成了短宽样，规定文武百官只要是上朝或者是办公都要戴。除此之外，考取功名暂时还没有授官的状元和进士也可以戴。自此以后，"乌纱帽"就成了官员特有的标志性服饰，现在我们常用这个词来专指某个人的官位。

金丝翼善冠

金丝翼善冠又称"金冠"，即用 0.2 毫米的金丝编结的折上巾（折叠巾的上角之意），由前屋（戴头上的那部分）、后山（后面高出来的部分）、折角（俩小翅）三部分组成，前屋低而圆，后山隆起，折角帖服。出土时放置在万历帝棺内头部北侧一个圆形木盒内，也有专家认为它只是明神宗万历帝的陪葬品，而非常服冠戴。

金冠以花丝编织法为主，辅以掐丝、錾花等工艺，前屋的"灯笼空儿"花纹空当均匀，疏密一致，没有接头和断丝。后山的二龙戏珠图案采用累丝錾金工艺，龙目圆睁，火珠逼人，凹凸分明，具有强烈的艺术装饰效果。为避免卡着头发，冠的底部圈口以金箔包镶。

整冠编织细密，轻盈通透，既具高贵华美、富丽堂皇之势，又不失儒雅、俊秀之气，工艺技巧上的登峰造极，充分反映了明代金细工艺的高超水平。

翼善冠

最早为唐太宗李世民所戴，明时成为皇帝的常服。它与"乌纱帽"的区别在于"折角"向上，"善"通"缮"，有整理、修缮的意思，把折角（翼）整理上去，所以叫作"翼善"。

九龙九凤冠

——母仪天下的奢华

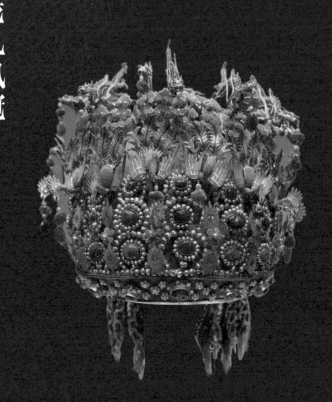

时　代	明万历
尺　寸	通高 48.5 厘米；冠高 27 厘米，直径 23.7 厘米
重　量	2320 克
属　性	礼服冠戴
出土地	北京昌平区定陵
收藏地	中国国家博物馆
地　位	镇馆之宝，首批禁止出国（境）展览文物之一

1577 年的正月里，整个顺天府都洋溢着紧张却又热闹的气氛。两宫皇太后下诏礼部为明神宗朱翊钧举行选秀。按明太祖朱元璋定下来的规矩，为防止女宠之祸和外戚专权，海选要从民间开始，以品行为先而非门第。这次选秀范围在京师及北直隶等地，每天都有奉旨征选的 13 至 16 岁的未婚少女被送往京城，有高兴的，有哭闹的，也有寻死觅活的。最终经过严格的相貌、生辰、言行、家庭、身世的层层筛选，在 450 余人中选定了余姚籍的王伟（后封为永年伯）的女儿王喜姐。

1578 年春，年仅 14 岁的王喜姐与 15 岁的朱翊钧正式举行了盛大的婚礼仪式，仅织造费一项就花掉白银 9 万多两。年幼的王喜姐被册立为皇后，婚后第三年生了皇长女荣昌公主朱轩媖，虽说后因多次流产而再无生养，但因勤俭、孝顺、慈仁、平顺的性格，得到了两宫皇太后和明神宗的亲近与恩礼，就连大臣们对她的评价都很高。直到 1620 年去世，王喜姐以 42 年的相伴成为中国历史上身居后位最长的女人。

九龙九凤冠——

母仪天下的奢华

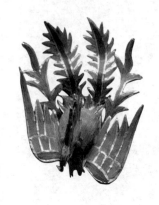

风冠

孝端皇后王喜姐

　　王喜姐成为皇后之后，行事端谨。伺候两宫皇太后，温顺周到，只要有空就会去陪太后们谈话，深得太后们的喜爱；主持后宫事务时，善于调解规劝，不以势压人，总能妥善处理；陪伴明神宗时，帮他安放没批阅的奏章，劝他宽恕直言的大臣，甚至多次拿出后宫的开支来赈灾和给士兵们发军饷。

　　孝靖皇后王氏，原是李太后宫中的一名宫女。偶然机会，侍奉明神宗端盆洗手的时候被皇帝瞧上，怀孕生下皇长子朱常洛后虽被册封为恭妃，却因明神宗本就不愿承认此事而一直备受冷落。当时后宫之内，专宠的郑贵妃也生了儿子朱常洵，明神宗想立朱常洵为太子，受到大臣们的反对，不得已立了朱常洛。朱常洛为皇太子后，也遇到多次危机，幸亏王喜姐的多方关怀和无私保护才得以平安度过。只是可怜的王氏，皇帝面见不到，儿子面也不让见，日日以泪洗面，竟哭瞎双眼，凄惨死去。

1620年5月，王喜姐病逝，谥号为孝端皇后。她死两个多月，断断续续被病痛折磨一年之久的明神宗也去世了。太子朱常洛即位，是为明光宗，不想仅月余就暴崩。长子朱由校在大臣们的拥护下即位，即明熹宗，11月将王喜姐与明神宗一起合葬定陵。

E 明朝皇后服饰

依据明初的定制，明朝皇后在朝会、受册、谒庙时需穿礼服，即九龙四凤冠和袆（huī）衣（上织五彩锦鸡图案）。后又做了修改，定为九龙四凤冠、翟衣（深青色直领大襟，上织五彩锦鸡）和黻（fú）领中单（黑青相间衣领的中衣）。

皇后的常服，又称为"燕居冠服"，用于除礼服外的其他礼仪场合，即戴龙凤珠翠冠，外着加霞帔的大衫，内穿鞠衣（圆领大带，上绘龙凤纹）。

定陵凤冠

凤冠是一种以金属丝网为胎，上缀点翠凤凰，并挂有珠宝流苏的礼冠。秦汉时，就为太后、皇太后、皇后的规定服饰。明时，后妃们所戴的凤冠缀有龙凤装饰，而普通命妇们（泛指受有封号的妇女）所戴的彩冠，虽也称为凤冠，但上仅缀翟（长尾野鸡）和花钗。

定陵出土的凤冠共有四件，分别为孝靖皇后（朱常洛之母）的三龙二凤冠和十二龙九凤冠；孝端皇后（王

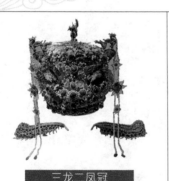

三龙二凤冠
（北京故宫博物院藏）

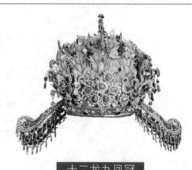

十二龙九凤冠
（定陵博物馆藏）

喜姐）的六龙三凤冠和九龙九凤冠。这四顶凤冠造型庄重，制作精美，制作方法基本相同，均为漆竹胎，上嵌龙、凤、珠宝花、翠云、翠叶和博鬓（贵族妇女专用的一种假鬓），只是具体数量、重量不同。

现藏于中国国家博物馆的孝端皇后九龙九凤冠，丝帛面料，前部饰有口衔珠滴的九条金龙，下饰九只低首衔珠的点翠金凤，上镶嵌未经加工的天然红宝石百余粒，珍珠5000余颗。珍珠璎珞之上金龙奔腾，宝石花丛之中翠凤翱翔，金翠交辉，富丽堂皇。

孝靖皇后的凤冠她生前没有见过，应该是她孙子朱由检登基后，给了她应有的地位，把她合葬于定陵后定制的。孝端皇后的凤冠无疑是她生前就曾拥有的，死后陪葬于旁。

定陵

明神宗万历帝朱翊钧和其两个皇后（孝端、孝靖）的陵墓，位于北京昌平大峪山下。主要建筑有石桥、碑亭、陵门、祾恩门、祾恩殿、明楼、宝城和地下宫殿等，也是明十三陵中唯一一座被发掘的陵墓。

《坤舆万国全图》

——中国人眼中最早的世界

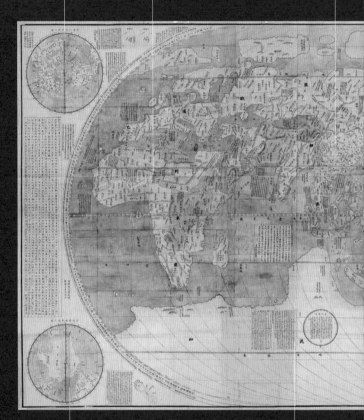

赤道北地半球图

非洲

大明朝

赤道南地半球图

量天尺及看北极法介绍

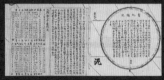

时　　代　明万历

尺　　寸　纵 168.7 厘米，横 380.2 厘米

属　　性　彩绘地图（摹绘本）

收 藏 地　日本东北大学附属图书馆

亚泥俺峡（今白令海峡）

亚泥俺国（今阿拉斯加地区）

北亚墨利加（当时对北美洲的称呼）

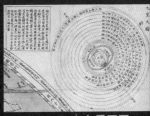

九重天图

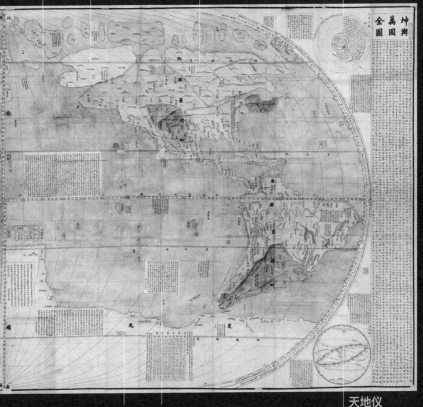

墨瓦蜡泥加（15—18世纪西方人认识的"未知的南方大陆"）。

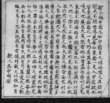

南京刑部主事吴中明撰写的序言

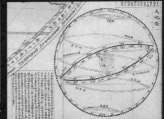

天地仪

1601 年 1 月 24 日，已经在中国境内生活了八年之久的意大利人耶稣会利玛窦（1552 年——1610 年），终于站在了皇都北京的土地上。进入中国以来，外人总是被他文质彬彬的外表、亲切周到的礼节、学识渊博的谈吐、过目不忘的记忆所吸引，只有他自己从来没忘记耶稣会传教士的身份。他很好地利用了自己外国人的面容和西方的科技知识，成功地在中国结交了很多名士、权贵，变得相当有名气。

利玛窦精心准备的自鸣钟、大西洋琴等礼物引起了万历皇帝的极大兴趣，在他的要求下，利玛窦和助手教会了太监们演奏西洋琴。而且，利玛窦专门以宗教赞歌的形式创造了 8 首中文乐曲，供万历帝欣赏。至于两架自鸣钟，可让万历帝开了眼界。他非常喜欢这个奇妙的新玩意，不方便搬动的大自鸣钟被安置于精美的阁楼内，派专人看顾；小型自鸣钟则伴驾身边，时常把玩。

靠着新奇的礼物和出色的口才，利玛窦不但很快拥有了朝廷俸禄，在北京也有了长期居住的合法权，可以自由出入宫廷。月余后，万历帝笑眯眯地让人找他，想要一幅中文版的世界地图……

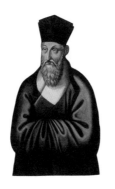

《坤舆万国全图》——

中国人眼中最早的世界

E 传统制图学

在中国，地图的发展大体经历了原始地图、传统地图和实测地图三个阶段。最有名的原始地图莫过于大禹的"九鼎"。根据《史记》和《汉书》所载，大禹在疏导洪水时，曾用规、矩、准、绳等测量工具测量山川地势，平定水患后，又让人铸造了九鼎，在鼎身上面刻出九州之形，并记录了各州山川、物产等地理信息。自此后，象征天下的"九鼎"，不但代表了最高权力的镇国神器，也喻指了天下之意。

可惜的是，先秦至汉时的地图鲜有流传下来的，只零星见于史载。魏晋时出自河东（今山西）望族的裴秀横空出世，不但富有经天纬地之才，而且以一幅《禹贡地域图》开创了中国古代地图绘制学，与公元2世纪的希腊天文学家托勒密齐名，成为世界古代地图学史上东西方交相辉映的璀璨明星。

裴秀在总结中国古代地图绘制经验的基础上，提出了著名的"制图六体"，即绘制地图时必须遵守的六项原则：分率（比例尺）、准望（方位）、道里（距离）、高下（地势起伏）、方邪（倾斜角度）、迂直（河流、道路的曲直）。在用比例尺和方位去表现距离的基础上，又考虑了实际地形的变化和校正方法，这对于地图绘制来说，具有划时代的意义。因此，直到明末西方地图投影法传入，"制图六体"一直都是中国传统制图的准则。基于此，著名学者李约瑟把裴秀称为"中国科学制图学之父"。

"圣教三柱石"

利玛窦在北京住下来后，就以丰富的学识主动结交中国的士大夫阶层，在友情的基础上发展了不少天主教信众，其中不乏当时有名望的公卿大臣，如徐光启、李之藻和杨廷筠。

徐光启（1562年—1633年）是明末杰出的全才科学家。他和利玛窦共同翻译了许多介绍西方科学的著作，如《几何原本》《泰西水法》；著有多部历算和测量方面的作品，如《测量异同》《勾股义》；主持了一部130多卷的《崇祯历书》的编写；练兵、制造火器，编写《徐氏庖言》《兵事或问》等军事著作；还留下了一部中国四大农书之一《农政全书》。

李之藻（1565年—1630年），1601年跟随利玛窦学习天文、数学、地理等科学知识，在历算和兵法方面颇有建树。与利玛窦合作编译的《同文算指》（8卷），是中国编译西方数学的最早著作，在数学史上占有重要地位。

学界名士杨廷筠（1557年—1627年）原是佛教徒，后改信天主教，影响了一批追随者。他不但为传教士们提供经费，还让出自己的庭园给他们无偿使用。1616年南京教案发生时，在反天主教的打压下为传教士们提供避难所。

这三人因对天主教的贡献和影响，被称为"圣教三柱石"。现在北京宣武门内的最古老的天主教堂——南堂，就为利玛窦所建。

E 中国历史上的第一幅世界地图

带着西学而来的利玛窦在当时的晚明王朝慢慢刮起了一股"西学东渐"之风，士大夫阶层开始接触西方的科学知识和哲学思想，并积极翻译相关书籍供国人传阅。到清顺治年间，中国国内能见到的汉译西方书籍有150多部。

现藏南京博物院的《坤舆万国全图》就是在这种社会背景下产生的。这幅原图是利玛窦1584年在广东肇庆居住时所绘，原图名为《万国图志》。定居北京后，利玛窦和李之藻合作，以原图为基础，加以修改，为万历皇帝献上了一幅中文版的世界地图，改名为《坤舆万国全图》。这幅图以当时的西方世界地图为蓝本，采用了等积投影（即投影面积与实地面积比为1），但考虑到中国人的接受程度，改变了以欧洲为地图中心的画法，把子午线向左移动170度，亚洲东部的中国自然就成了世界地图的中心，这种做法一直延续到现在。

椭圆形的世界地图上，共展示了五大洲、四大洋：亚细亚（亚洲）、欧罗巴（欧洲）、利未亚（非洲）、南亚墨利加和北亚墨利加（美洲）、墨瓦蜡泥加（南极洲）、大西洋、大东洋（太平洋）、小西洋（印度洋）、冰海（北冰洋）。大洋洲当时还未被发现。各大洋中，除绘了类型各异的 9 艘帆船外，还绘有 15 头鲸、鲨、海狮等海生动物。南极大陆上，则绘了犀牛、象、狮子、鸵鸟等 8 头陆上动物。

地图四个角上分别绘有小幅的天文图和地理图：右上角为《九重天图》，右下角为《天地仪图》，左上角为《赤道北地半球图》和《日月食图》，左下角为《赤道南地半球图》和《中气图》。

中国地理部分在李之藻的努力下，省份和重要城市标注，主要山川和河流走势，无一不详尽和明晰。图中还有很多解释性的说明文字，介绍了世界各地的风土人情、自然资源和宗教信仰情况。除此之外，这幅地图上

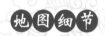

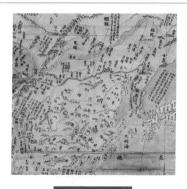

大明王朝部分

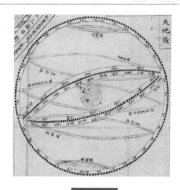

天地仪

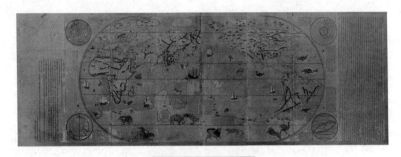

韩国实学博物馆藏

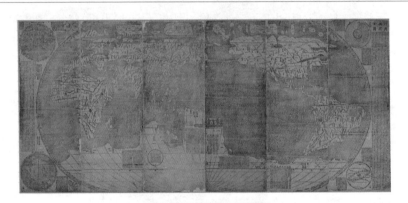

日本京都大学图书馆藏

还有大量的题记序跋，史料价值也非凡。

存世版本

　　《坤舆万国全图》呈上去后，万历皇帝非常满意和认可，他吩咐宫中画匠临摹上彩 12 份，传于现世。此图传入日本和朝鲜后，共摹有 6 幅。虽然原版刻本已经失传，但目前存世的有四种版本：1602 年李之藻出资刊行的单色刻本，六幅条屏，共 7 件，现全藏于国外博物馆，分别是梵蒂冈教廷图书馆 2 件单色版、日本京都大学 1 件着色版、日本宫城县立图书馆 1 件着色版、日本内阁文库 1 件无色版、原克莱芒学院 1 件（如今下落不明）、意大利博洛尼亚大学天文台 1 件（仅存第一条和第六条）；1603 年刻本《两仪玄览图》，与《坤舆万国全图》有细微区别，八幅条屏，现藏辽宁省博物馆；1608 年宫廷摹绘本，现藏南京博物院；1708 年版的日本摹绘本，源于李之藻 1602 年版，现藏于日本东北大学附属图书馆狩野文库。

舆图

中国对古地图的称呼，"舆"原指用来承载物体的车底座，因地图上载有山川、城镇、四方之物，古人就把地图叫作"舆图"，把地理学叫作"舆地学"，甚至把看风水叫作"堪舆学"。

五彩十二月令花神杯

——更倾芳酒酹花神

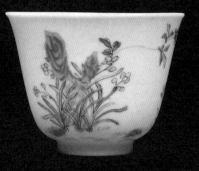
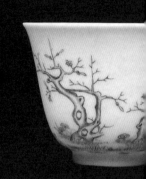
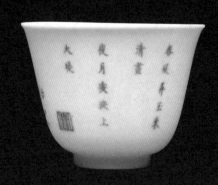
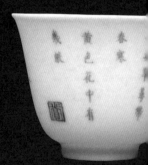

时　　代　清康熙
尺　　寸　高5厘米，口径6.5厘米
属　　性　酒杯
收　藏　地　英国大英博物馆

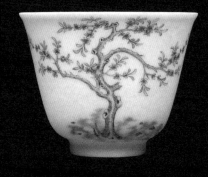
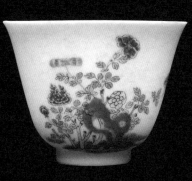

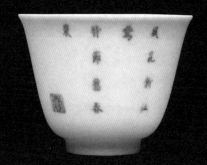
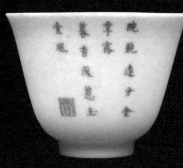

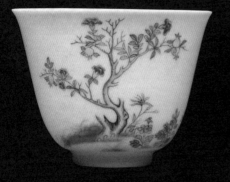

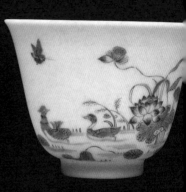

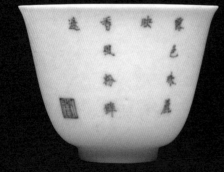

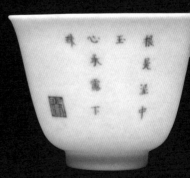

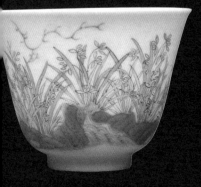
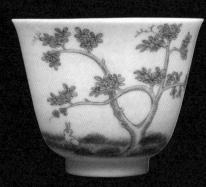

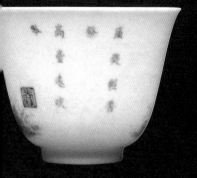
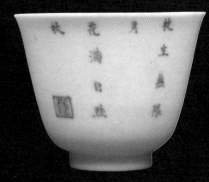

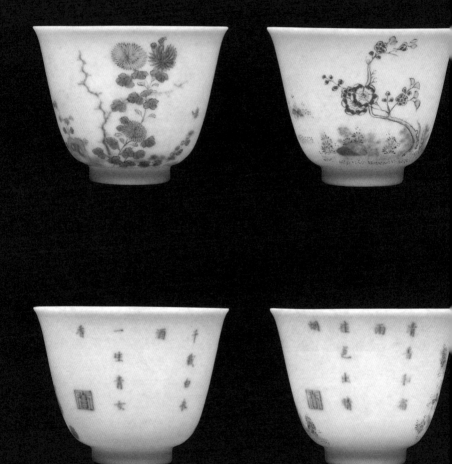

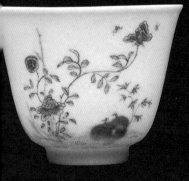
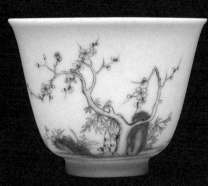
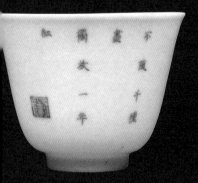
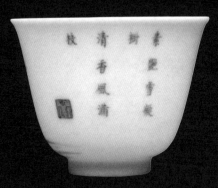

17 世纪是荷兰的世纪，人口不过 200 万的欧洲小国一跃成为世界头号贸易强国，傲视全球。首都阿姆斯特丹成为当时的国际贸易中心和世界金融信贷的中心。阿姆斯特丹银行掌管了世界各国商人的货物定价、股票开价及政府借款分配。

1640 年英国资产阶级革命爆发，君主立宪制的确立标志着世界近代史的开端。新兴的英国看到了海外殖民的高额利益，与法国一起，在"血与火的征服与掠夺"中同荷兰争夺殖民地。

疆域横跨亚欧非的奥斯曼帝国除了要应付此起彼伏的辖内起义外，还不得不面临着一系列的对外军事失败，耗尽的国力放缓了帝国向外扩张的步伐。雄踞印度半岛的莫卧儿帝国则在奥朗则布的统治下达到了极盛，但它推行的宗教迫害政策很快就让整个帝国为此付出了惨重的代价。

亚洲，大明王朝随着清军入关而宣告彻底消亡，继而代之的是中国历史上最后一个封建王朝——清朝。

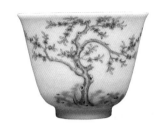

更倾芳酒
酹花神

十二月令花神

随着一年十二个月的时令替换，装饰大地的花卉也各不相同，久而久之，人们就依据每个月开花的品种和习性，为每个月定了一个花神，还把农历二月十二定为百花的生日——花朝节。传说在这一日，百花盛开为花神祝寿。

每个月的花神有男女之分，如一月，兰花花神男为楚国大夫屈原，女为唐玄宗的梅妃江彩萍。在各地的流传中，十二月花神并非都是固定不变的，亦会有所不同。但整体来看，百花各有其司花之神，也各自拥有一段美丽的故事，确实为历代文人墨客所吟咏。

督陶官与臧窑

明末清初，在连年的战乱之下，曾经窑火日夜不熄的景德镇地区窑场凋零，匠人四散。康熙十九年（1680年）御窑厂在景德镇恢复，工部郎中臧应选担任督陶官，奉旨入驻督造御器，标志着清代官窑正式开始生产。人们把他负责督造瓷器期间的官窑称为"臧窑"。

康熙二十五年（1686年），"臧窑"为宫廷创烧了一套生活用瓷——"十二月令花神杯"，首次把绘画、诗词、书法和篆印实现在同一个器皿上，黄娇绿淡，蓝浅红浓，紫奢青艳，黑轻赭亮，雅致的画风里再配上满口余香的唐诗，令康熙帝眼前一亮，大为喜爱，几次南巡都把它们带在身边。

官窑名品

这套杯12件为一套，撇口，圈足，胎轻体薄，色彩清新淡雅，釉面细润洁白。按照一年十二个月分别在杯壁上描绘代表各月的花卉，再配以诗句加以赞美。每只杯腹上的花卉，不但是应时月令花卉，还代指了各月花神，习惯被称为"十二花神杯"。杯底青花双圈内书"大清康熙年制"六字双行楷书款。

杯上的花卉和题诗分别是：一月水仙，"春风弄玉来清昼，夜月凌波上大堤"；二月玉兰，"金英翠萼带春寒，黄色花中有几般"；三月桃花，"风花新社燕，时节旧春农"；四月牡丹，"晓艳远分金掌露，暮香深惹玉堂风"；五月石榴花，"露色珠帘映，香风粉壁遮"；六月荷花，"根是泥中玉，心承露下珠"；七月兰花，"广殿轻香发，高台远吹吟"；八月桂花，"枝生无限月，花满自然秋"；九月菊花，"千载白衣酒，一生青女香"；十月芙蓉，"清香和宿雨，佳色出晴烟"；十一月月季，"不随千种尽，独放一年红"；十二月梅花，"素艳雪凝树，清香风满枝"。每首诗后均有一方形篆书"赏"字印。

十二月令花神纹后世仿烧不断，但均没有超过康熙一朝的工艺。

꒰ 五彩 ꒱

釉上彩瓷一种，在斗彩的基础上发展而来，是在烧好的素器上以黄、绿、蓝、红、紫等彩料绘制图案后，再入窑二次焙烧而成。五彩不一定就是五种色彩，三、四、六种亦可，但红彩必不可少，有青花五彩和纯釉上五彩之分。

正耕织图册》——皇家主演的男耕女织

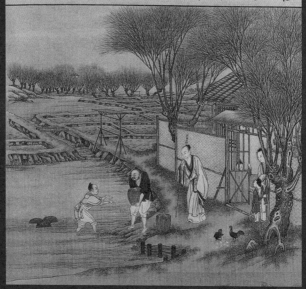

百叙远善种
先芸善懋功
春雪二月入
香没一泽中
种稉此時爰
筠筤出日同
勿去我又立
占年博年豐
浸種

耕图一（浸种）

时 代	清雍正
尺 寸	每开纵 39.4 厘米，横 32.7 厘米
数 量	《耕图》23 幅，《织图》23 幅
属 性	画册
收 藏 地	北京故宫博物院
地 位	国家一级文物，镇馆之宝

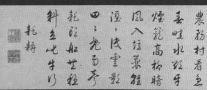

原隰春先發　菏泽暖笙稍
青鳩呼雨忙　黄犊駕犁初
畎畝人无逸　耕耡事亦勤
関心誤東作　扶策履村塍
耕

農務村春忙　吾畦水初平
煙籠高柳暗　風入鳴簑輕
溪深淡雲影　乾明照芰荷
田田光芴芴　科臼此牛耕
耙耨

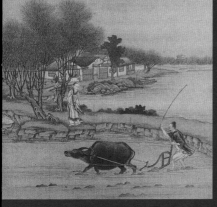

耕图二（耕）

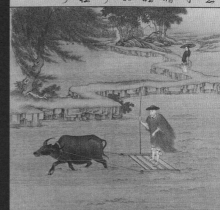

耕图三（耙耨）

昨日耘初芸　今朝耖及耘
四蹄苦活活　百詠坐匀匀
蜾蠃翠微晚　鷾鴯芳草春
喜風不宵負　祝有立田人
耖

当当轉巧犁　仔仔復東耒
菜生怎归急　四音共吾芳
春睡淨如铁　香稼枝低俯
水挨扶低偏　帆籠守茗濤
碌碡

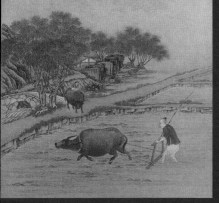

耕图四（耖）

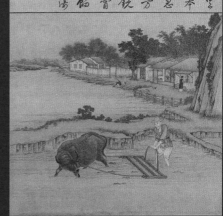

耕图五（碌碡）

種色的折甲
秧畴芜芳篁
浙浙和烟流
於之展燄香
蚤鋪發壺程
黯搐耽豐稜
春氣今年子
行看剌水秧
布秧

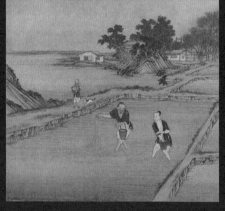

耕图六（布秧）

慶雲田間種
秧見從上来
一溪强百破
吾前喜桂開
露筆浤初春
揚先暖復煋
於之乾咬拾
疇眀印塲栽
初秧

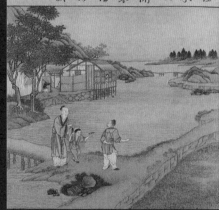

耕图七（初秧）

鳥鳴邨説紛
春洗堅橋仮
已是彩秧母
言於陽隴高
浙时争子住
課保取书楼
倚永麼肩者
山忙日含西
淤蔭

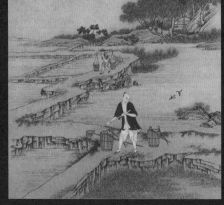

耕图八（淤荫）

秋田畎吉日
莭車忽春袋
和根淫酥淌
要抱芬喜壤
争携去雅芒
佳挿伯停乾
自得蕎苯樂
辛為拔不高
拔秧

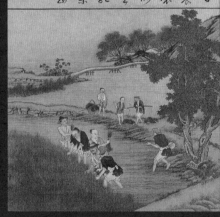

耕图九（拔秧）

110

物候差芒種
農人戒插田
候朝行拂水
入望綠秧芊
短褐冒蒙雨
新秧玉半佰
黄梅子熟了
一郁手疼痛
長日愛如年
插秧

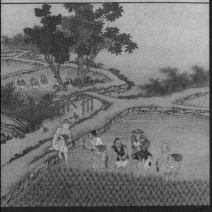

耕图十（插秧）

饋耰新已長
雲風荟荟柔
菱荑麥童芳
浥注引新沉
陰佈臨溪杨
陈生畅谜諨
炊煙勞村石
牧笙诗歸牛
一耘

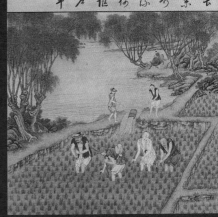

耕图十一（一耘）

鬒鬒南東亩
芳芳一畦耘
程畝诛岂佳
枇程主求芬
䖝笙滾烟翡
恰祢沒久云
行行怅惆歸
稚子投李记
二耘

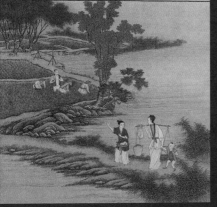

耕图十二（二耘）

逃陌日當午
鹁頃暑氣煙
咸農活芽力
耘事只今生
嗅喉水店柔
蛙聲眠望秉
低細眠望秉
萬畦綠翻翻
三耘

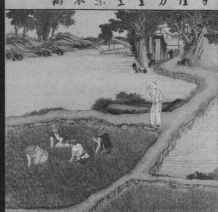

耕图十三（三耘）

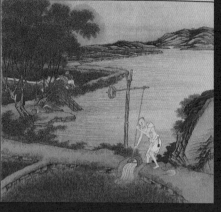

耕图十四（灌溉）

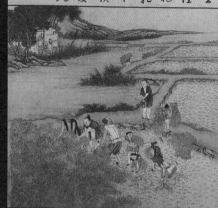

耕图十五（收刈）

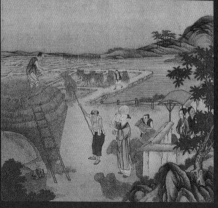

耕图十六（登场）

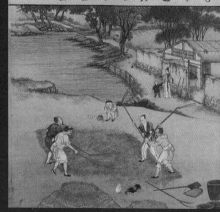

耕图十七（持穗）

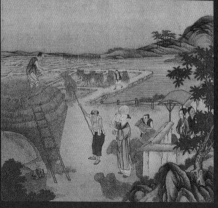

112

垄佰春风平
柴门尽日多
僮春遥辨出
彩杵乱四飞
轻轻珠杭白
莹莹玉满罗
尖娃点自堂
把梅美摩家
春碓

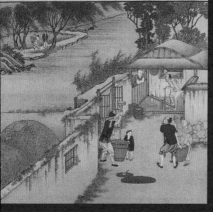

耕图十八（春碓）

江米初成缘
田家忘苦心
筛风芒场北
春日更檐阴
馆慑忙忙倏
妻学款布萦
杏杭秀玉牲
青土接贡金
簾

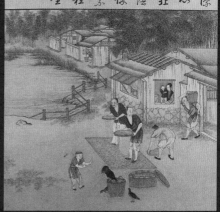

耕图十九（簾）

黍来风色好
筹斗入场南
叙情簸扬再
不意糠粃来
牧童成火另
狼藉或火另
承晃农家妇
濂杨水禾语
簸扬

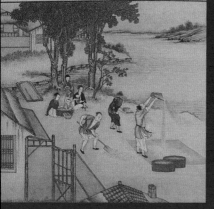

耕图二十（簸扬）

地满霜痕白
枕无收筐喜
郭叙箬子谷
钰沸易荣亩
玉色秀相暗
珠光误宝守
早春课宝妇
农祖荒朝荃
砻

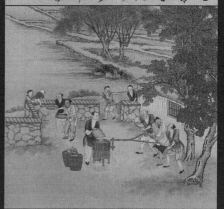

耕图二十一（砻）

113

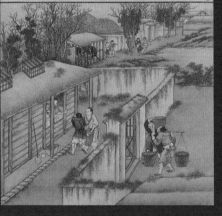

耕图二十二（入仓）

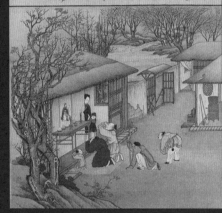

耕图二十三（祭神）

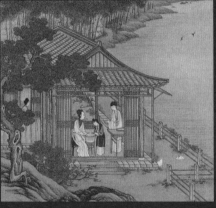

织图一（浴蚕）

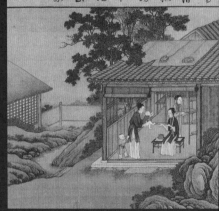

织图二（二眠）

114

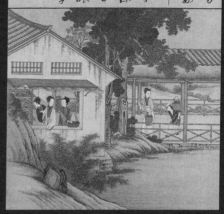

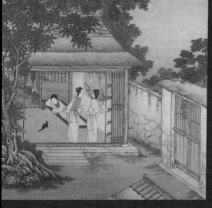

织图三（三眠）　　织图四（大起）

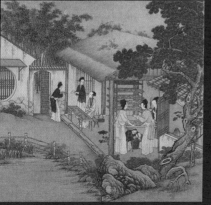

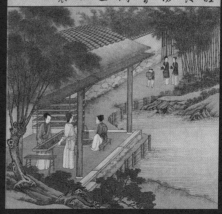

织图五（捉绩）　　织图六（分箔）

清和天气佳
日日采桑急
云霄架柔梯
枝高学猱升
善发凌尤捷
吓杨飏乾拘
姊轻慎不堕
操柔

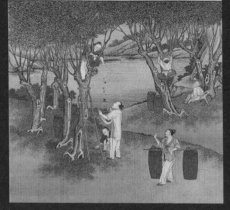

织图七（采桑）

东偏已催畦
西舍初浸籰
月高窗窗啼
妻孥坐蚕屋
晨兴而雪好
吾二兄妹好
蒿芊架具筐
如卸若公籰
公籰

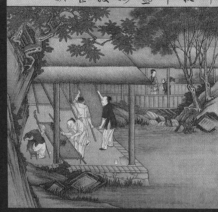

织图八（上簇）

春乌花信风
寒作麦登雨
美蔬闲蔘峇
杞枣暖秦户
香生雪蕾明
先生那丝残
物说少闲人
喃喃益归宇
炙箔

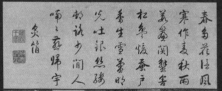
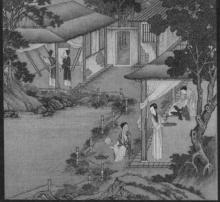

织图九（炙箔）

高月浸那蚕
今日摘新茧
浴茧枕叶践
摘蘘枘玄挠
青沐至末托
风光已晴时
佛坐坐弄来
铭情一共展
下簇

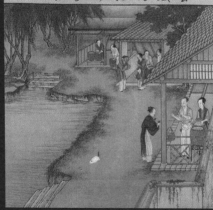

织图十（下簇）

116

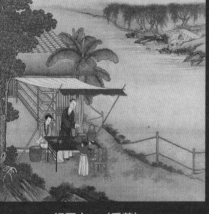

织图十一（采茧）

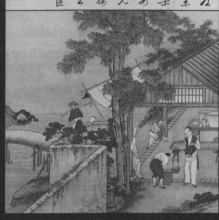

织图十二（窖茧）

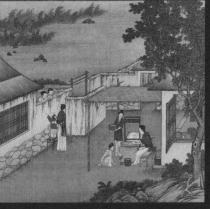

织图十三（练丝）

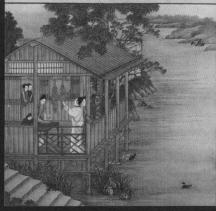

织图十四（蚕蛾）

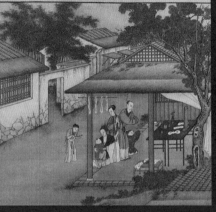

织图十五（祀神）

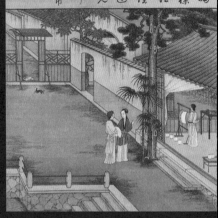

织图十六（纬）

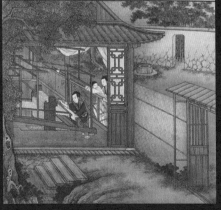

织图十七（织）

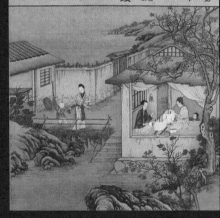

织图十八（络丝）

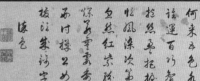

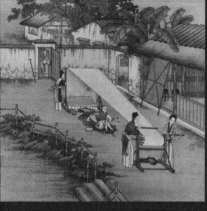

织图十九（经）

织图二十（染色）

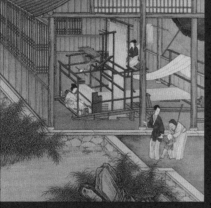

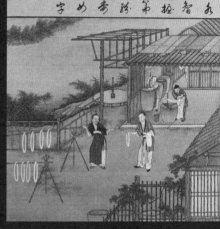

织图二十一（攀花）

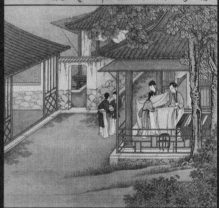

织图二十二（剪帛）

九月授衣時
縫紉已難緩
紛紛羅剪裁
楚楚稱長短
刀尺恃風空
女貢秀云滿
帝力與天時
荒蠶生能緩
裁衣

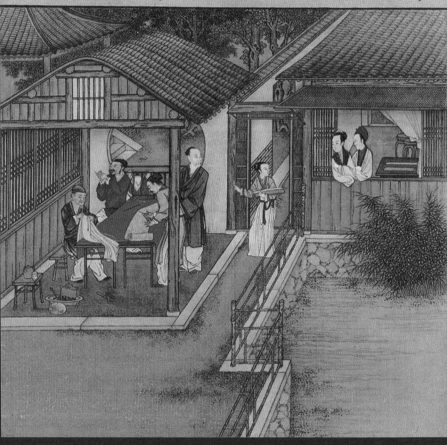

织图二十三（裁衣）

120

18世纪，资本主义继续席卷整个欧洲，并携上个世纪余风，通过海盗式掠夺、欺诈性贸易、种族奴役等一系列不光彩的手段，为欧洲各主要国家积累了大量资本。启蒙运动的掀起、科学上的突破、工业化时代的来临，深刻改变了人类文明进程。

欧洲，西班牙王位继承战重新奠定了欧洲均势格局。法国不再独霸欧洲，荷兰和西班牙退出了一流强国之列，而普鲁士王国和奥地利踏上强国之路。英国则获利最大，取代荷兰和西班牙成为新的海上殖民帝国的不二选择。波兰被俄罗斯、奥地利和普鲁士三国瓜分完毕，自此从欧洲地图上消失一百多年。

亚洲，江户时代的日本正处于锁国政策之下，但资本主义萌芽的产生从根本上已经动摇了幕府统治的基础。与之相邻的中国，正处于最后一个封建王朝的全盛时期。在"康乾盛世"中，全国人口突破3亿，番薯、玉米等美洲农作物新品种在内地广泛引种，数以亿计的银元流入国内，一个东方大国的气象又一次展现在世界面前……

皇家主演的 男耕女织

《雍正耕织图册》——

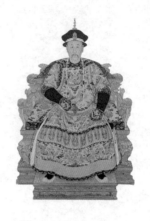

农耕之重

中国有着数千年的农耕文明，鉴于农业对于一个国家的重要性，历朝历代统治者都很看重农耕和农时的保障。清朝入主中原后，为了上行下效，就在先农坛旁边划出一块一亩三分地，称之为"演耕田"。每年农历二月，由皇帝率百官来此亲耕，表示普天之下该种五谷了，表明天子心系稼穑，尊重农耕，为天下农夫树立一个榜样。

这个行为自顺治帝身体力行进行亲耕后，由康熙帝变成一种制度固化下来，一直延续到清末。皇帝亲耕之前，要先举行祭祀先农神之礼，之后皇帝换上耕地服，扶犁举鞭往返犁地三次，之后就是各王公大臣们下田耕种。

为劝民勤务农，喜农桑，《耕织图》也应运而生。最早是南宋绍兴年间由画家楼璹（shú）所绘的《耕织图》，内有耕图 21 幅，织图 24 幅，反映了江南农业情况，每图皆配有八句五言诗。此图册一问世便受到广泛关注，它们出现在南宋各府、州、县的衙门墙壁上，方便官民观看，了解耕织过程和细节。此后，历代帝王为教育皇子大臣们重视农桑、体恤子民，均以皇室名义摹绘或修订耕织图，尤以清朝为盛。

从南宋至清末，《耕织图》版本众多，美国、英国、日本、朝鲜等国均有多种临摹本珍藏。

雍 正 之 心

康熙帝重视农耕在清朝皇帝中是不多见的，他强调"以农为本"的国策，禁止贵族圈地，不仅自己去先农坛亲耕，还多次派人祭祀先农神以求风调雨顺，百姓安居。史书记载，1702 年为了解农情，他曾亲自下田犁了一亩地，当时围观百姓有上万人，陪同的官员事后还专门为此勒石纪念。

康熙帝晚年，诸皇子夺储风波越演越烈，当时还是雍亲王的雍正帝是皇四子。他心思缜密，性格深沉，深知父皇的喜好和逆鳞所在，平日里韬光养晦，诚孝长辈，专心事务，表现出对争储之事丝毫不想参与的态度。他知道康熙帝一生重视农耕，就投其所好，特命宫廷画师花费数年时间，以自己和福晋为主角，精心绘制了一套46幅的《耕织图》进献给父皇。每幅画上都有雍正亲笔题写的五言律诗，并盖有"雍亲王宝"和"破尘居士"两方印章，字秀画雅，还巧妙地渲染了自己居事不争、无意储君的心思。

可以想见，康熙帝收到此图册后宽慰和宠溺的表情。

《雍正耕织图》

《雍正耕织图》是以康熙年间刻版印制的《耕织图》为蓝本，耕图与织图各23幅。该套图册人物是当时的雍亲王胤禛和他的福晋、侧福晋，生动形象地再现了农桑生产的全过程和男耕女织的美妙田园景象。

《耕图》中展示的场景依次是：浸种（促发芽）、耕、耙耨（pá nòu，整田除草）、耖（chào，弄细土块）、碌碡（liù zhou，平地）、布秧、初秧、淤荫（灌排水）、拔秧、插秧、一耘、二耘、三耘、灌溉、收刈（yì）、登场、持穗、舂碓（chōng duì）、簁（同帘，筛滤杂质）、簸扬、砻（lóng，去稻壳）、入仓、祭神23个不同阶段的活动。

《织图》展示的场景依次是：浴蚕、二眠、三眠、大起、捉绩、分箔、采桑、上簇、炙箔、下簇、采茧、窖（jiào）茧、练丝、蚕蛾、祀神、纬、织、络丝、经、染色、攀花、剪帛、裁衣23个阶段。

画册用笔精致，用色典雅，在表现劳动者辛勤耕劳的同时，也注重了对田园风光的描绘，使观者在山水田舍、稚童嬉戏间感受到一种丰衣足食、安居乐业的喜悦之情。

雍正如愿登基称帝后，也确实没有忘记父皇的苦心，在位13年，去先农坛亲耕12次，用实际行动体现了敬重农神、以农为本。

《耕织图》

中国最早完整记录男耕女织的画卷，被称为"世界首部农业科普画册"，是中国古代为劝课农桑而采用绘图形式翔实记录耕作与蚕织的系列图谱，起到了普及农业生产知识、推广耕作技术的作用，本身也成为珍贵的艺术瑰宝。

《雍正十二月行乐图》
——圆明园里的皇家生活

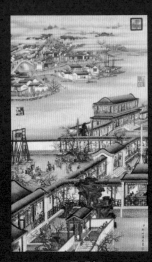
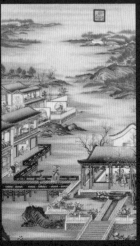
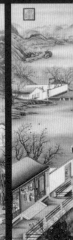

正月观灯　　　　　二月踏青　　　　　三月

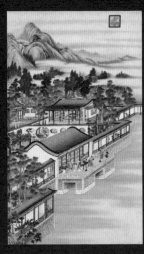
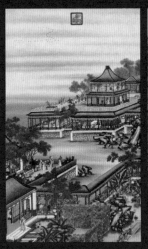
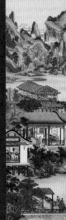

七月乞巧　　　　　八月赏月　　　　　九月

时　　代　清雍正
尺　　寸　纵 188.2 厘米，横 102.2 厘米
属　　性　绢本设色，人物画
收 藏 地　北京故宫博物院
地　　位　国家一级文物

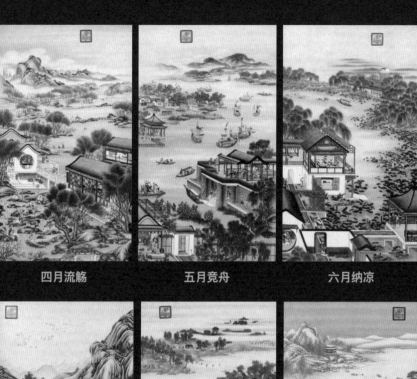

四月流觞　　　　　五月竞舟　　　　　六月纳凉

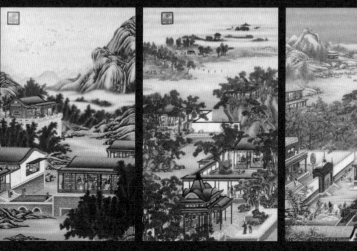

十月画像　　　　　十一月参禅　　　　腊月赏雪

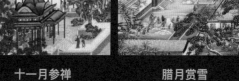

1724 年，登基一年后的雍正帝胤禛正式开启了自己的原府邸圆明园扩建工程。圆明园原由康熙帝时修建，1707 年赐给当时还是雍亲王的儿子胤禛居住。胤禛知道父皇酷爱牡丹，就在府邸中精心种植了很多牡丹，春末夏初牡丹怒放时，就请父皇前来观赏。1722 年，正是在后湖东岸的牡丹台，子孙众多的康熙帝第一次看到了 12 岁的孙子弘历（乾隆帝）。他异常喜爱这个聪明伶俐又落落大方的小皇孙，后来就时常带在身边，悉心教导。主宰中国命运长达 130 余年的康雍乾三朝天子的这次聚会，成就了中国历史上的一段佳话。

这次相聚也成了胤禛一生的深刻记忆，令他念念不忘。登基第二年，他就急令内务府大规模扩建圆明园，并亲自设计和审定方案中的每个细节，督促工期不得延误，否则就议罪惩处。扩建后的圆明园总面积等于 8.5 个紫禁城，连绵 10 千米，由圆明园、绮春园和长春园组成，不但有多个江南名园胜景，还创造性地移植了西方园林建筑，集当时中外造园艺术之大成……

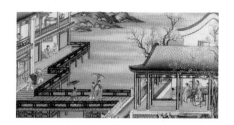

圆明园里的皇家生活

《雍正十二月行乐图》——

雍正帝的圆明园情结

"圆明园"三字为康熙帝亲笔所题，赐给四子胤禛时，当时的雍亲王还拥有"圆明"的法号。但登基之后，雍正帝是这么解释的：圆而入神，君子之时中也；明而普照，达人之睿智也。"圆"是指个人品德圆满无缺，超越常人；"明"是指政治业绩明光普照，完美明智。

康熙帝当年是否别有用心，已经无从知晓，但雍正帝对于圆明园的喜爱却铭刻史料。他从扩建圆明园时，就考虑到了自己在这里长期办公的岁月，他将中轴线向南延伸，在赐园的南面修建宫廷区，严格仿照紫禁城中轴对称的形式，正大光明殿、勤政殿及内阁、六部、军

129

机处等各衙门的值房，都一一明晰安置。

据清朝皇帝的起居注册相关文献记载，怕炎热的雍正帝一年 12 个月中，大约有 10 个月时间都住在凉爽的圆明园内，仅逢郊祀斋戒、临朝听政等大典时才回宫，冬季则住在紫禁城，直到 1735 年 10 月 8 日，他白天处理政务，晚上子时（23 时至 1 时）突然死于圆明园九州清晏寝宫。

乾隆帝继位后，也非常喜欢圆明园，续扩的圆明园在强大的国力支持下，变成了汇聚中华文明精粹的"万园之园"。康雍乾三代帝王的独宠，让圆明园且不论建筑用料之精，艺术成就之高，单里面收藏的文物据不完全统计就达 150 万件之多。然而，1860 年和 1900 年，在它先后经历了英法联军和八国联军的洗劫后，我们现在能看到的就仅剩残垣断壁……

圆明园里的雍正

清代宫廷画家所绘的《雍正十二月行乐图》，由 12 张图组成，表现了雍正帝在圆明园中生活，与家人共享天伦的情景。12 张图按春、夏、秋、冬四季 12 个月的顺序排列，分别为"正月观灯""二月踏青""三

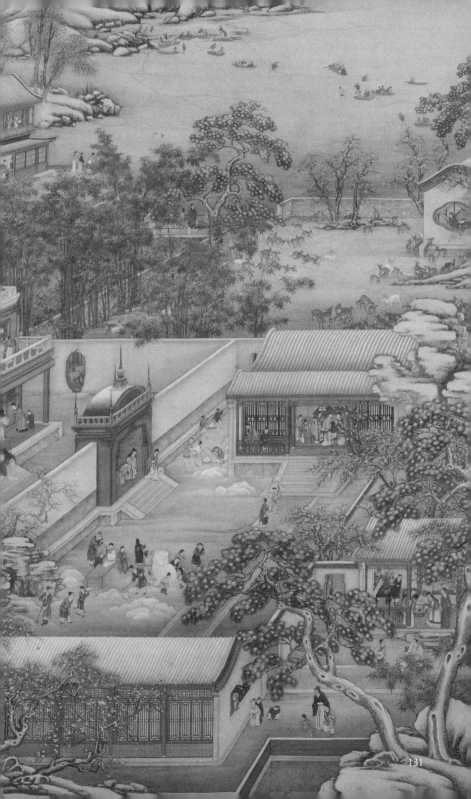

月赏桃""四月流觞""五月竞舟""六月纳凉""七月乞巧""八月赏月""九月赏菊""十月画像""十一月参禅""腊月赏雪"。

从1725年夏季圆明园兴修一新之后，雍正帝就时常在园中居住和办公，他明谕百官"每日办理政事与宫中无异"。每年正月，雍正帝会在圆明园西南隅的"山高水长"处设宴招待外藩王公，欣赏烟火表演；二月，在九洲景区后湖的"杏花春馆"踏青休闲；三月，在万方安和之北的"武陵春色"赏娇艳的桃花；四月，在福海水面以北的"四宜书屋"，大人们流觞赋诗，孩子们放飞风筝；五月，在福海东岸南部的"接秀山房"，看龙舟庆端午；六月，在福海西岸，漫步九孔桥赏"曲院风荷"；七月，在廓然大公之西的"西峰秀色"坐看瀑布，悠赏玉兰；八月，在福海西南岸的"澡身浴德"读书赏月；九月，在九洲景区后湖北岸的"上下天光"倚湖赏菊；十月，在汇芳书院东南的"濂溪乐处"望山乐水，展卷泼墨；十一月，在汇芳书院南面的"日天琳宇"中，静坐佛堂，潜心修禅；十二月，瑞雪天降，在福海东南隅的"别有洞天"中陪家人赏梅，看孩子嬉雪。

整个画面以山水楼阁为主，建筑描绘细腻，其中既有中式园林建筑，又有西式亭台楼阁，更有中西合璧者，显示出不同节令风俗下帝王家的生活场景。

E 版 本 之 别

目前留存下来的《雍正十二月行乐图》共有三个版本。第一种是北京故宫博物院所藏的绢本，无款识印的清宫版本《雍正十二月行乐图》（简称《行乐图》）；第二种是现在台北"故宫博物院"所藏的带乾隆款识的清院本《十二月令图》（简称《月令图》）；第三种是北京故宫博物院所藏的乾隆年间郎世宁所临摹清佚名版的《雍正十二月行乐图》，基本都一致，只在《九月赏菊》中，郎世宁把所有的菊花改画成了树木。

⑬ 雍正帝 ⑬

爱新觉罗·胤禛（1678年—1735年），清世宗，年号雍正，康熙第四子，生于紫禁城永和宫。在位期间，勤于政事，主政改革，设立秘密立储制度。死后传位四子弘历，即乾隆帝。

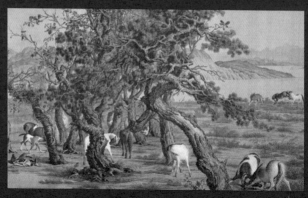

《百骏图》

——中西合璧下的自由天地

几棵盘根虬枝的古松间，一大群不同花色的骏马或立，或卧，或昂首，或低头，还有几匹在追逐打闹。

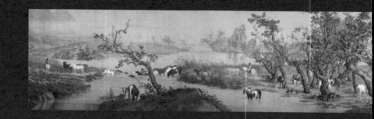

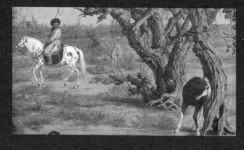

一匹马正在古松上蹭痒，引得一牧人正扭头观看。

时　代	清雍正	
尺　寸	纵 94.5 厘米，横 776.2 厘米	
属　性	绢本设色，长卷	
收藏地	台北"故宫博物院"	
地　位	中国十大传世名画之一	

牧马人搭建的简易白色帐篷外，有三个身穿满族服装的牧人在帐篷前，二人倦怠地坐卧，还有一人双手拄着套马杆立在那里，看着不远处的马匹。

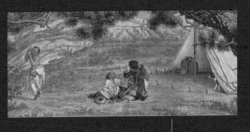

草木丛生中，一牧马人正用套杆套一匹跑远的马，另一牧马人则在赶拢跑散的八九匹小马驹。

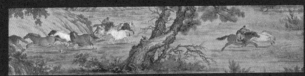

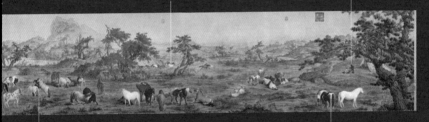

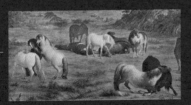

草地上，一群肥瘦不一的马匹各自在觅食、躺卧、翻滚嬉闹。

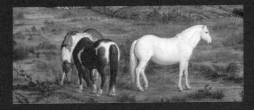

一匹浑身滚圆的白马悠然而立，旁边的两匹花马在低头啃草。

1715 年 11 月，当 27 岁的郎世宁终于见到大清帝国的最高掌权者康熙皇帝时，被这位 61 岁老人的博学和才识所镇服。他对科学和艺术所知甚多，性格坚毅，目光极具穿透力。当郎世宁收起自己的油画，试图劝服这位老人信仰天主教时，老人和蔼地表达了自己的观点：在中国的正统思想里，西方教义的这一套根本是行不通也不会被重视的，他认可郎世宁并愿意让他留下来，是看中了他身上的艺术才华而非其他。

　　"万物是各得其所的，不要强求。"这位睿智的老人这样告诉他，并笑着反问他，"你怎么总是想着尚未进入的未来世界如何，而对现实生活的世界不关心呢？"谈笑之后，郎世宁成了一名宫廷画师，每日清晨从京城东华门附近的住处步行进宫，七时准时向宫门禁卫报到。

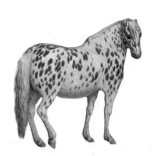

中西合璧下的自由天地

《百骏图》——

不务正业的画师

郎世宁（1688 年—1766 年）原名朱塞佩·伽斯底里奥内，生于意大利米兰，1715 年以天主教耶稣会修道士的身份来到中国，随后就转换成宫廷画师，在中国生活了 50 多年，见证了大清帝国最辉煌的盛世。

为适应国情，郎世宁给自己起了一个符合中国儒学的名字。他经澳门到广州，又从广州到北京，顺利成为如意馆的职业画师，用自己的画笔记录了康乾盛世里的很多重大历史事件。

他为康熙朝、雍正朝、乾隆朝的皇帝及其后妃们都画过像，并被允许带了 13 位徒弟。圆明园扩建时，他

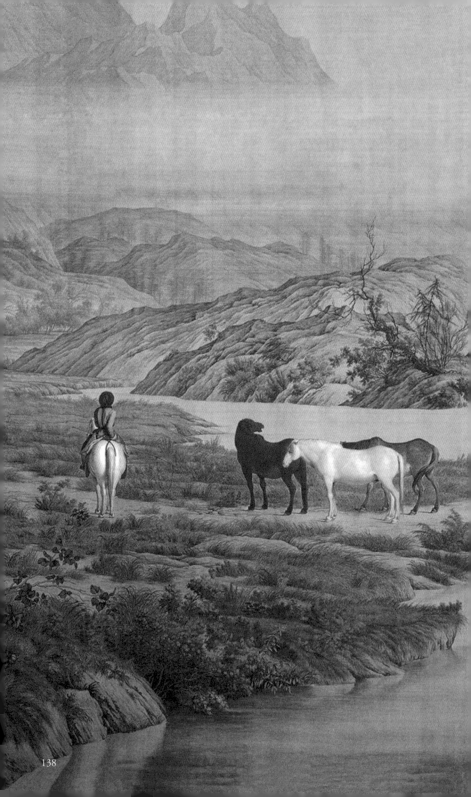

还成为西洋楼的设计者之一，甚至一度掌管了皇家园林里的事务。乾隆帝登基后，很喜欢郎世宁，每次奖赏宫廷画家都不会落了郎世宁，就连他冒险向乾隆传递天主教会请求能自由传教的奏折时，乾隆帝就算不悦，也并没有责备他。1766 年，78 岁高龄的郎世宁因病在北京逝世，乾隆帝赐他正二品侍郎衔，并拨银治丧，将其安葬于京西阜成门外的葡萄牙墓地中。

郎世宁墓现位于北京西城区车公庄大街 6 号（北营房北街马尾沟教堂）北京行政学院内的欧洲传教士墓地内（即利玛窦和外国传教士墓地，又名滕公栅栏墓地）。

▣ 中西技法的融合

中国画历来讲究意境，绘画时不受地点和视域的限制，依据表现需要移动观察点，因此不但能表现出"咫尺千尺"的辽阔境界，也能自如地绘出数十米，甚至上百米的长卷。这种表现方法被称为"散点透视法"。

随着国外画家进入中国宫廷担任画师，西方的绘画技法也传入中国。在西方绘画中，要将视角固定在一个位置上，通过近大远小的关系来准确描述不同距离的形象，表现出光影的自然变化和物体真实的立体状貌。这种表现方法被称为"焦点透视法"。雍正年间年希尧出版的《视学》中，曾介绍了西画这种画法，这得益于郎世宁的帮助。

郎世宁在自己擅长的西画基础上，大胆借鉴了中国画的技法，创造了一种前所未有的新画法：写实逼真，晕染精准，色彩明暗有度，凹凸立体感分明。这种焕然一新的笔墨之趣，让看惯了中国传统绘画的皇帝和大臣们眼前一亮，极大地影响了康熙朝后的清代宫廷绘画和审美趣味。

《百骏图》

《百骏图》是郎世宁奉旨在雍正二年（1724年）创作，历时四年完成的一幅长卷画。画卷描绘了在悠闲广阔的山水之间，7位牧马人放牧100匹骏马的场景。控制马群的牧马人仅点缀在画卷中的林间，整幅画面的主视线全留给了形态各异的骏马。马群或三五匹成群，或十余匹一群，或独自觅食，或欢快地撕咬在一起嬉闹，或亲昵地依偎在一起交颈缠绵，或慵懒地卧在地上小憩。它们色彩不一，质感十足，或立，或奔，或跪，或卧，与大自然呈现出一种极为和谐的关系。

在虚实相间中，显现的马匹、人物、树木和土坡均使用了西洋焦点透视法，凸显了光影的变化，增加了绘物的立体感；而辅助的松针、树皮、草叶等物，则用中国传统画技艺进行墨线勾勒和皴擦，在极度写实的基础上透着一种精致气息，又不失空旷深远的意境。画幅的左下角署有：雍正六年岁次戊申仲春，臣郎世宁恭画。

这卷画幅完成之后，乾隆时入《石渠宝笈·初编》，清末被珍藏于圆明园，后来被运到台湾地区，收藏于台北"故宫博物院"。

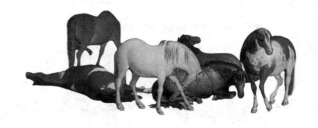

西画东渐

指的是西方绘画技法及其理论思想向中国传播的历史过程，通常是指在明末清初时期以及20世纪初期，欧洲等地绘画（主要是油画）技法和理论思想的传入。

《姑苏繁华图》

—— 江南好，风景旧曾谙

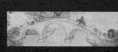

三面环水的官宦人家的多进院落及悠适生活日常。

清风徐来，水波荡漾的天气适合郊游。

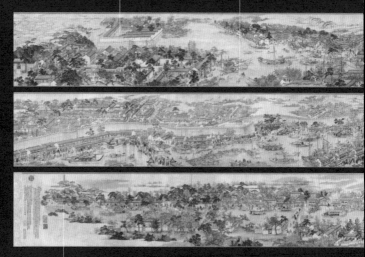

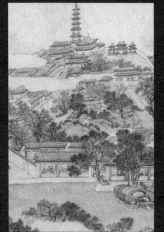

虎丘山顶高高屹立的虎丘塔是苏州的标志。在卷尾徐扬用题跋讲述了苏州的繁华及身逢盛世的荣幸，很好地逢迎了圣心。

时 代	清乾隆
尺 寸	纵 35.8 厘米，横 1225 厘米
属 性	纸本设色，风俗画
收 藏 地	辽宁省博物馆
地 位	国家一级文物、镇馆之宝

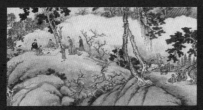

官场闲暇约三五好友，于林中草地聚会野餐，吟诗作画。

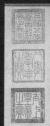

"五福五代堂古稀天子宝""八徵耄念之宝""太上皇帝之宝"分别是乾隆帝70岁、80岁和85岁后启用的印章。

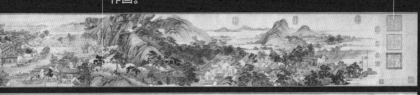

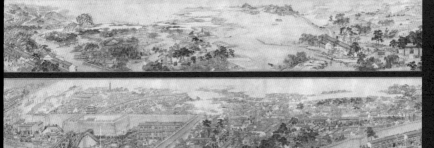

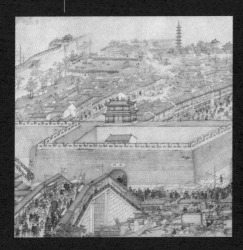

阊门一带，明清时为全苏州最繁盛的商业街区。十里长街，万商云集，各行各业应有尽有，各省会馆纷列。"阊门"由此成为当时苏州的代名词。

18 世纪中后期，欧洲对于世界其他地区的明显优势已经形成，为更方便贸易和攫取财富，殖民据点在持续增加。但在注重"稳定"与"和谐"的表面之下，民主思潮的蓬勃生机，点燃了一些国家的革命之火。

英国以哈格里夫斯的"珍妮纺纱机"为标志，开启了全球化工业革命的浪潮，并以瓦特的蒸汽机发明和应用为里程碑，初步确立了资本主义的世界体系。美洲大陆上，"波士顿倾茶事件"拉开了影响深远的美国独立战争的序幕，并最终创造了世界上第一个联邦总统制共和制国家，在大英帝国遍布全球的殖民体系上撕开了一个口子。在法国，路易十六怎么也没想到，一场增税的三级会议最后竟葬送了自己的王位和家族性命，让皇权统治意外结束；随之而来的革命党人的专政为"拿破仑时代"奉上了过渡的台阶。

西方资本主义的熊熊之火并没有燃烧到东方，这一时期的亚洲国家封建专制统治反而得到加强。在中国，大清帝国正处于掌权时间最长、最长寿的乾隆帝执政时期，他的闭关锁国政策让正处于近代前夜的中国，逐渐拉大了与西方的差距。

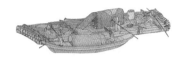

江南好，风景旧曾谙

《姑苏繁华图》——

心心念的风情姑苏

姑苏，是今苏州的古称。自隋唐起，位于东南沿海水陆交通要冲的苏州就凭借江南经济的迅速发展，成为重镇，明清两代，更是成为中国的经济、文化中心。清朝前期，东南的财政赋税以苏州最重，东南的水利以苏州最为重要，东南的文人名士亦以苏州最为显著。

当时的苏州，国内所产的各种珍奇特产、外洋货物和货币、丝绸生产销售、刻印书、精巧首饰加工……无一不有。这里人文荟萃，物产丰饶，商人云集，车马不息。苏州吸引了所有人的目光，带动了周围地区的风向变化，是大清帝国人口最多、最雅致、最时尚也最繁华的城市。

为体察民情，康熙帝在位时曾六次巡游江南。乾隆帝登基后，也效仿祖父六下江南，每次南巡必在苏州逗留。从秀山到灵水，从香茗到美食，从佳物到精衣，无一不令回宫后的乾隆帝心心念念，百看不厌。以至于，现在的苏州当地，还流传有很多跟乾隆帝相关的传说。

毛遂自荐的徐扬

徐扬（1712年—？），字云亭，苏州人，家住阊门专诸巷。他精于绘画，擅画人物、界画和花鸟草虫等，乾隆十六年（1751年），因向当时南巡苏州的乾隆帝献画而受赏识，得以供奉如意馆。两年后，徐扬被钦赐为举人，授内阁中书，掌撰拟、记载、翻译、缮写之职。

在如意馆里，徐扬受当时的西方画家艾启蒙和贺清泰的影响，利用西画透视技巧融合传统画法，在画面处理上愈发精当，细节的刻画更趋写实。

乾隆帝虽然多次巡视江南，但是对于苏州这座城市的思念却一点也没减轻，世居苏州又参加过苏州府志编绘的徐扬，自然透彻地领会了圣意。乾隆帝第二次南巡后，为满足皇帝能随时看到苏州的繁华和美丽，徐扬调动了自己全部的记忆和技法，于1759年画成

《姑苏繁华图》（又名《盛世滋生图》），进献给乾隆帝。

E 盛世里的苏州

《姑苏繁华图》画面自苏州西南的灵岩山起，沿着木渎镇向东，越横山，渡石湖，进入苏州城；再经葑（fēng）、盘、胥三门出阊门，转入山塘街，至虎丘山止。由乡入城，绵延数十里，重点描绘了山前村、苏州镇和山塘街的景物，细致描绘了江南水乡的田园村舍、阊胥城墙、古渡行舟、官衙商肆和社会风情，逼真再现了乾隆盛世下苏州城高度文明和繁华的景况。

在这幅以散点透视技法描绘的全景式构图画卷中，人物共出现有 1.2 万余人，房屋建筑 2100 多座，桥梁 50 余座，客货船 400 余只，各种商号招牌 260 多块，涉及行业 50 多种。其中仅棉花和棉布业就 23 家，粮食业 16 家，丝绸店铺 14 家，衣帽类 14 家，医药业 13 家等。此外，还有社戏唱曲 10 余处，婚礼习俗 2 场，苏州文人读书和应考场景及园林胜景多处。也因此，《姑苏繁华图》被后世认为是对 260 多年前乾隆盛世的最直接描绘，是研究清代苏州的百科全书。

此图完成后一直被收藏在御书房，曾被《石渠宝笈续编》收录。20世纪初被溥仪带出皇宫，此后流落民间，直到1948年被东北文物保管委员会收回，现藏于辽宁省博物馆（原东北博物馆）。

▣ 钤印里的热情

在《姑苏繁华图》上，可以看到17方钤印章。除"东北博物馆珍藏之印"外，剩余的16方全为皇帝御览之章，这里面仅乾隆帝一个人的鉴赏用章就占了12方。这些钤印显示了此画从呈献后一直到晚年，乾隆帝对它的异常喜爱之情，它不停地被打开反复欣赏和观摩，直到他带着对江南所有美好的回忆逝世。

钤印

俗称盖印章，是中国古代官方文件或书画、书籍上面的印章符号，表明所属者对加盖印章之物的拥有权、使用权或认可。钤印分朱文印和白文印两种，以书画钤印最具特色，有个人名章、闲章和鉴藏章三种。

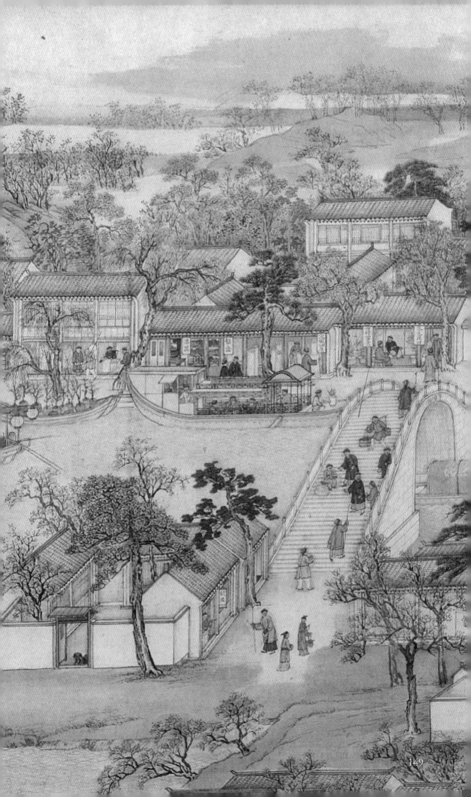

金瓯永固杯
——江山永固的家国情怀

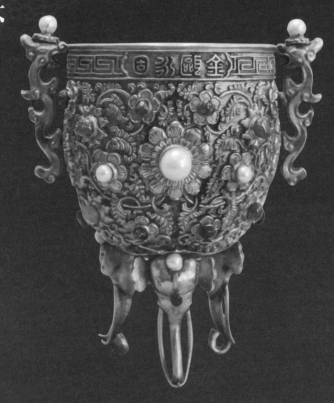

时　　代　清乾隆

尺　　寸　高12.5厘米，口径8厘米

属　　性　酒器

收 藏 地　北京故宫博物院

地　　位　国家一级文物，镇馆之宝

又到了一年一度的除夕夜，清高宗乾隆爱新觉罗·弘历穿着明黄色的龙袍静静地坐着，沉默地等着子时（23：00—1：00）的到来。尽管他已经做过很多次随后的事情，但仍然不敢有丝毫的马虎。陪伴在身边的太监、宫女和侍卫们也都敛声收息，恭敬有加，不敢发出一丁点儿声响。

当西洋钟的报时准时响起时，乾隆帝站起身来，神色严肃地大踏步来到养心殿内，在东暖阁西头南面临窗的地方，是他给自己改造的小屋，亲题"明窗"匾额，新年元旦的开笔仪式就在这里举行。

大清帝国最奢华、最尊贵的酒杯正稳稳地站在紫檀长案上，正安静地等待着自己的使命。乾隆帝看着驱邪岁酒屠苏酒缓缓地注入"金瓯永固"杯，脸上不知不觉挂上了一丝轻柔笑容。点燃起"玉烛长调"蜡烛，在跃动的光亮中，大清帝国最尊贵的人提起毛笔，挥毫写下了心中早已经想好的祈求江山社稷平安永固的吉语……

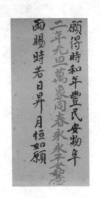

江山永固的

金瓯永固杯——

家国情怀

元旦开笔

清代帝王"元旦开笔"这个习俗始于雍正年间，以后的历代帝王都仿效，这一习俗已经成为皇帝的新春固定活动之一，乾隆帝在位 60 年间从未间断。

每年大年初一的子刻时分，清帝都会到窗纸通明的养心殿东暖阁，研墨开笔。喜好书法的乾隆帝御题"明窗"两字，取"明目达聪"之意。仪式开始之前，太监们就会事先准备好三样东西："玉烛长调"烛台，管端刻有"万年青"、笔身刻有"万年枝"的御笔及奢华逼人的金瓯永固杯。

"金瓯永固"杯制成后，成为清帝每年元旦举行开笔仪式时的专用酒杯，平时由内务府仔细收藏。吉字书写时，也有讲究，先用红笔在黄纸上写，再用墨笔在红纸上写；或者在黄纸上先用红笔书中行，再用墨笔书左右两行。写好的吉字由专门的黄匣封存，不许任何人拆看。

从后世人开封解读这些吉字来看，清帝的祈愿除了惯常的为国为民祝福外，还有很多反映其执政理念和对朝中大事的期望。如雍正帝继位后前6年，年年元旦开笔都会祈求宫中安宁稳定；乾隆帝继位后前几年面对老臣，则渴求多出现能为自己所用的人才。但是，从1760年，乾隆二十五年起，祈愿的内容便几乎固定不变了，而且越传承越固化，嘉庆帝就曾照抄老爹吉字25年。"金瓯永固"渐渐失去了它的政治价值和意义，直到同治年间，慈禧太后拆除明窗，将养心殿东暖阁作为她的垂帘听政之所。

金瓯永固

关于金瓯（ōu），最早的说法来源于《南史·朱异传》，梁武帝夸口："我国家犹若金瓯，无一伤缺。"

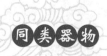

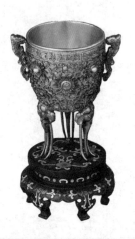

金瓯永固杯
（铜质，英国伦敦华莱士博物馆藏）

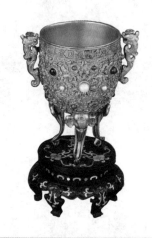

金瓯永固杯
（金质，英国伦敦华莱士博物馆藏）

结果不久就发生了"侯景之乱"，不但梁王朝由此土崩瓦解，整个南朝也因此备受折磨。后来，人们便用"金瓯"比喻国家疆土完整，"金瓯永固"用来寓意国土永保、江山万代。

在乾隆帝的监督下，清内务府一共制作了4件金瓯永固杯，时间分别是1739年（乾隆四年，1件），1740年（乾隆五年，2件）和1797年（嘉庆二年，1件）。目前，中国北京故宫博物院和台湾"故宫博物院"各收藏1件金质的，英国伦敦华莱士博物馆收藏2件（铜质鎏金和金质各1件）。

对于金瓯永固杯的制作，乾隆帝要求非常高，不但各种镶嵌珍宝要高质量，每次制作之前都得先呈图样审定，不满意就反复修改，直到最后遂了乾隆帝心意，才能下发内务府制作。

国 泰 民 安 的 最 高 敬 意

以点翠和花丝镶嵌工艺制作而成的金瓯永固杯，鼎式，圆口，下承三象首足，象牙长卷，卷鼻触地，象首和象鼻处各嵌珍珠和红宝石一颗。杯口沿一面中部錾篆书"金瓯永固"，一面錾"乾隆年制"四字款，以回纹间隔；两侧以奔腾向上的夔龙为双耳，龙头顶一朵宝相花，上各嵌珍珠一颗。杯身外壁满錾宝相花，花蕊镶珍珠及红、蓝宝石和粉色碧玺。

目前散落在世界各地的 4 件金瓯永固杯除了在材质上有所区别外，装饰并无大不同。从寓意来看，杯体呈鼎形，鼎代表了社稷江山，象征着国家基业稳固；神兽夔龙，象征王权和神权；宝相花，是佛教圣物，有吉祥、美满之意；灵兽大象，稳重温和，又谐音"祥"有祥瑞之兆，寓意天下太平，五谷丰登；装饰的各种珍宝，则代表了财富和各种美好寓意。

兵部火票

——官方最早的快递

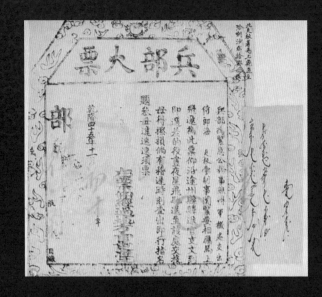

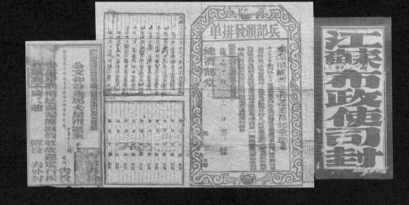

时　　代　清朝
属　　性　凭证驿邮
收 藏 地　中国国家博物馆

邮驿制度在清代达到了集前朝历代的大成之相。兵部车驾司掌管了遍布全国大大小小的近 2000 个驿站，1.4 万余个递铺。除此之外，还有靠这个庞大系统维持生存的 7 万多名驿夫和 4 万多名铺兵。

为有效管理，车驾司将负责传递公文的"邮"和负责提供交通工具和住宿的"驿"合而为一，下设了驿传、脚力、马政、马档、递送等科，分办各项事务，并制定了完备的制度和严密的管理条令，驰驿人员严禁骚扰驿站。

在这个庞大体系中，直属中央兵部领导的官员只有 7 人，他们主管全国驿道和驿站，各省的地方驿路归本省按察使（相当于现在的公检法最高领导，古时集权于一身）管理，州、县一级的驿路则由各州、县官员兼管，偏远或重要之地的驿路则由驿丞负责。

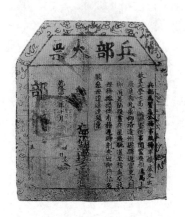

官方最早的快递

兵部火票

最早的快递

明时凡兵丁至各地传达命令时，皆携火牌一面，凭此可以向各驿站支领口粮。后来刊印成票，就成为清代火票。关外将军使用的称"将军火票"，兵部使用的称"兵部火票"。

有时，外地达京师及京师达外地相互传递的火票上，会粘贴连排单，排单内注明每日递里数，沿途各驿依限驰送相关内容。如有延误，上司会依据排单上的记录追究相关人员责任。火票之上，有显示"马上飞递"的需要日行三百里，紧急公文也会标明四百里、五百里，甚至六百里字样，换算成现在的里程，六百里相当于一天要在马背上颠簸 300 千米。

E 兵 部 火 票

火票的使用有着严格的规定，只有遇到重要军情和紧急公文时，总督、将军、都统、副都统等军事长官和京城兵部才可使用火票。火票在公文传递中主要起到三个作用：一是证明驿兵身份；二是注明到达日期；三是方便核查每一站传递是否按时。

现藏于中国国家博物馆的这张火票为乾隆四十五年（1780 年）十一月初十签发的，交付人为侍郎海，右上角有"此夹板著马上飞递至哈喇沙尔，给与毋误"，上面贴有满文贴签。

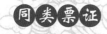

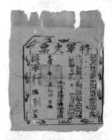

光绪三十三年将军火票

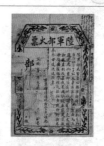

宣统二年陆军部火票

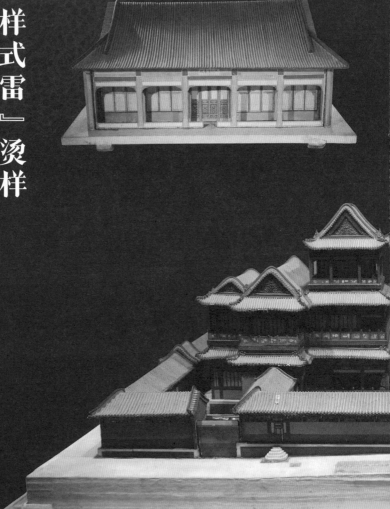

「样式雷」烫样

——一家样式雷，半部建筑史

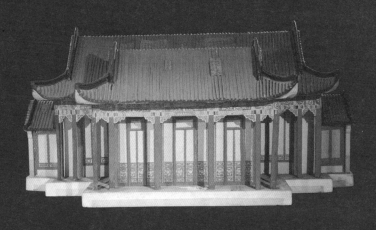

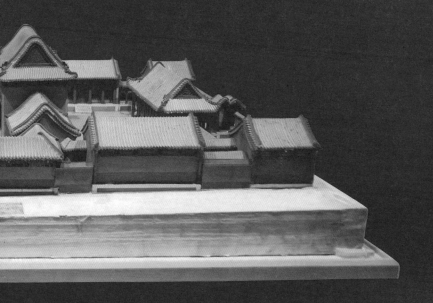

时　代　清朝
收藏地　北京故宫博物院、中国国家图书馆、第一历史档案馆
地　位　建筑图档为"世界记忆遗产"之一

1683 年，为修建皇家园林，政府从全国招募优秀的土木工匠，一名来自今江西永修县的雷姓青年因为工艺出众，同堂弟一起被招入京师参与营造宫殿工作。这个叫雷发达的青年进京后，被分配到了修缮太和殿的工地上。

传说，太和殿安放大梁之日，康熙帝率文武百官亲临观看，以示重视。谁承想，不知道是因为紧张还是没考虑好尺寸，这根大梁无论如何摆放也没办法严丝合缝。

眼看着康熙帝的脸色越来越沉，在场的工部官员们心急如焚，这要是误了上梁吉时，大家都性命难保。机灵的人连忙寻来了雷发达，又找来一套七品官服让他换上（按规定，只有七品以上官职之人才可以做此事）。只见雷发达袖斧从容攀上高梁，高扬斧头，众人只听"笃、笃、笃"三声过后，大梁稳稳落下。霎时，鼓乐齐鸣，在场所有人都长出一口气，山呼"万岁"。康熙帝见他沉着救场，心中甚喜，当即封雷发达为工部营造所长班（七品官）。

自此后，历史拉开了中国建筑史上雷氏家族辉煌的序幕，也留下了"上有鲁班，下有长班，紫微照令，金殿封宫"的歌谣。

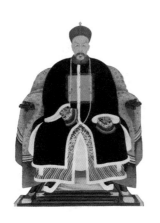

一家样式雷，半部建筑史

世界三大建筑世家之一

在世界建筑史上，称冠文艺复兴时期的意大利的桑加洛家庭、垄断江户时代的日本的中井家族和中国清朝宫廷的雷氏家族，并称为"三大建筑世家"。雷氏家族从第一代雷发达担任工程总设计工作开始，前后八代人，在200多年间一直主持皇家建筑设计和营造（含重建）工作，紫禁城、圆明园、颐和园、天坛、北海、中南海、万寿山、香山、玉泉山、清东陵、承德避暑山庄……雷氏家族留给后人的建筑，数量占据了现今中国世界遗产的五分之一。2007年，雷氏建筑图档入选"世界记忆遗产"名录，现存于中国国家图书馆。

从康熙年间至清代末年，雷氏家族先后有 6 代人都在样式房任掌案职务。在设计建筑方案时，他们都会先按 1：100 或 1：200 的比例进呈模型小样，台基、瓦顶、柱枋、门窗，甚至里面摆放的床榻桌椅、屏风纱橱等也均按比例制成，以供内廷审定。因其模型是用草纸板热压制成，故名"烫样"，雷氏家族也因此被称为"样式雷"。

样式雷

清朝时，工部和内务府承办营造事务一事，类如现代的建筑设计部门，设计称为"起样"，工匠称为"样子匠"，建筑样式的专门设计机构则被称为"样式房"。而雷氏家族共有 6 代人在样式房中任掌案一职。

第一代样式雷，雷发达（1619 年—1694 年），康熙帝赏赐了官职，70 岁退休；第二代样式雷，雷金玉（1659 年—1729 年），因技术超群而誉满京城，深受康熙和雍正帝信任和重用，开始成为清廷内务府营造司里样式房的掌案。民间流传的上梁故事，有专家考证其实讲的是雷金玉而不是雷发达；第三代样式雷，雷声澂（1729 年—1792 年），雷金玉幼子，相关记载不多；第四代样式雷，雷家玺（1764 年—1825 年），

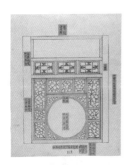

圆明园履信书屋
圆光罩立样图纸

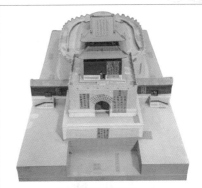

宝城宝顶烫样

雷声澂次子，与长兄雷家玮、三弟雷家瑞共同形成了样式雷的最强大阵容；第五代样式雷，雷景修（1803年—1866年），雷家玺第三子，对于样式雷图档的收集和留存，他功不可没；第六代样式雷，雷思起（1826年—1876年），雷景修第三子，因设计营造清东陵定陵有功，被授五品官职；第七代样式雷，雷廷昌（1845年—1907年），雷思起长子，因两宫太后及光绪帝的陵寝工程及颐和园、西苑相关工程，1873年被赏布政司从二品官职；第八代样式雷，雷献彩（1877年—？），雷廷昌长子，因清朝覆灭和无子嗣传承，辉煌百年的样式房和样式雷一并退出了历史舞台。

雷氏家族的兴衰史与清王朝的命运紧紧地联系在了

一起，为彰显康乾盛世而大规模营造的皇家建筑的时代，给了雷氏家族大显身手的机会。而雷氏家族也凭着精湛的技艺，世代相传的工匠精神，书写一个中国建筑"工匠"世家的传奇。1912年，当辛亥革命爆发，清王朝的统治宣告结束时，雷氏家族的传奇也就此终结了。

E 样式雷烫样

近代以前，中国并没有"建筑师"一说，也没有专门的管理机构，建筑房屋时的绘制图样虽然战国时就有，却并没有留传下来多少。直到清朝第五代样式雷、样式房的掌案雷景修时，才为后代中国人在世界建筑领域的话语权留下依据。雷景修尽心收集了祖上和自己创作的图纸、画样、烫样、工程做法等相关资料，将它们小心保存在三间房屋内。

为了方便给皇帝御览，及时获得圣意，烫样应运而生。烫样，是按照缩尺比例用草纸板热压而成的建筑微缩立体模型，由木头、秫秸和纸张加工而成，因制作过程中需要熨烫而称。按现在的话，就是按照皇上旨意设计的古建筑3D模型。从形式上可以分为两种：一种是单座建筑烫样，一种是组群建筑烫样。前者表现的是一座建筑的内外情况，而后者多以一个院落或者一个景区为单位，表现建筑组群的布局和周围的环境布置。

样式雷的烫样作品独具特色，与成型后的建筑高度一致，打开烫样的屋顶，可以清楚看到建筑物内的情况，屋瓦、廊柱、门窗甚至内部陈设的桌椅、几案、床榻等每一个小部件都可以移动。烫样之上，还贴有表示建筑各部尺寸的标签。目前为止，流传下来的"样式雷"烫样，包括圆明园、万春园、颐和园、北海、中南海、大内（故宫）、景山、天坛、东陵等，其中以同治重修圆明园时期所制作的烫样为多数。

样式雷烫样不但本身是精致的艺术品，又为古建筑的复原设计提供了重要依据，弥补了资料上的缺失。

烫样分类

有五分样、寸样、二寸样、四寸样和五寸样之分。五分样是指烫样的实际尺寸，每五分（营造尺，即古鲁班尺）对应建筑实物的一丈，即1:200。寸样就以每一寸对应一丈，即1:100。二寸样就为1:50，四寸样就为1:25，五寸样就为1:20。

自 建 筑 来

① 300多年了，可算出来露个脸了。

我就是"中国最牛建筑世家""样式雷"的鼻祖雷发达，我和子孙们主持了清廷200多年的建筑设计，"样式雷"说的就是我们。低调点来说，我们是世界三大建筑世家之一。

② 我们祖籍江西，历代掌门人都气质出众，英俊潇洒。因为我们活儿做得漂亮，且不说高薪，丰厚的奖金经常拿到手软。低调点说，我家在"服不服排行榜"进前五应该没问题。

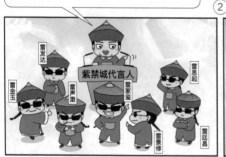

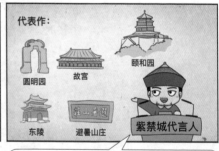

代表作：

圆明园　故宫　颐和园

东陵　避暑山庄　紫禁城代言人

我们日常工作的地方叫"样式房"，不但承接各种皇家建筑、园林、陵墓设计，还包室内装修、工程安排、材料定制、业务培训……

168

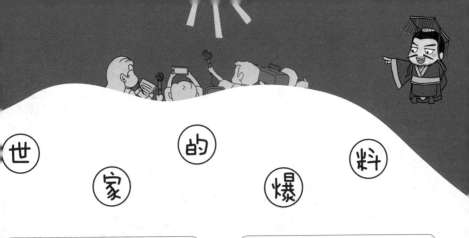

世 家 的 爆 料

金主交代完想法后，我们一般会先"画样"，就是俗称建筑图纸；为了让金主满意和看明白，我们就提交"烫样"——3D模型，这可是我们的独门秘籍，代代传子不传女。

③

至于"超级劳模"雷思起，这孩子责任心太强了，为了慈禧和慈安俩太后陵墓的内部装修，竟然把自己活活累死。唉，最难伺候的金主就数慈禧这老妖婆了，又虚荣又自私……

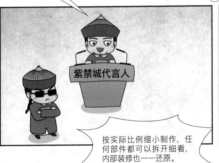

紫禁城代言人

按实际比例缩小制作，任何部件都可以拆开细看，内部装修也一一还原。

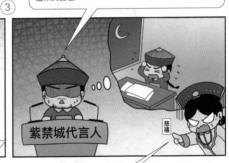

紫禁城代言人

慈禧

竟然敢透漏大清帝国最高机密，马上杖毙！

断了传承的不孝后人雷献彩，生不逢时，抑郁而终，只可惜了我家族两百多年的技艺。

④

听说现在很多人在研究我们留下的资料，好事，好事啊，看不懂可以随时找我。

不隆重欢迎也就算了，为什么还追着我们要门票钱？？？

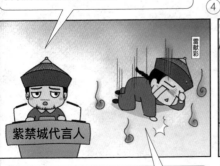

雷献彩

紫禁城代言人

金主没了，我失业了，儿子也没能生出一个来，压力山大！

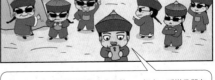

有时间，我要领着子孙们去作品处一一打卡，听说发朋友圈最应景。

翠玉白菜

——皇家求子之物

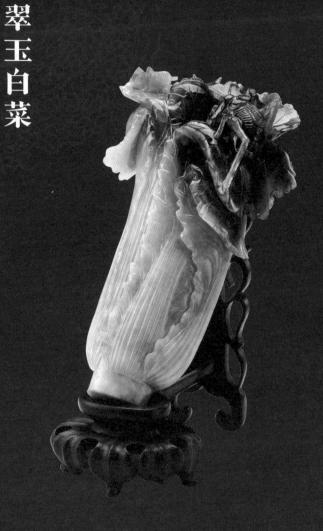

时　　代	清光绪
尺　　寸	长 18.7 厘米，宽 9.1 厘米
属　　性	玉雕摆件
收 藏 地	中国国家博物馆
收 藏 地	台北"故宫博物院"
地　　位	镇馆之宝

19 世纪中晚期到 20 世纪初期，伴随着世界市场和殖民体系的形成，资本主义世界体系也最终形成。世界几乎被西方国家瓜分完毕，然而因为利益和错综复杂的关系，西方各国之间也产生了不可调和的矛盾，最终引发了第一次世界大战。

在这些岁月里，德意志实现了国家统一，成为联邦制君主国家；法兰西第三共和国宪法巩固了法国的共和政体，促进了法国工业资本的发展；俄国十月社会主义革命的胜利，诞生了世界上第一个工农苏维埃国家。

在亚洲，中国在西方列强的武力胁迫下，逐步沦为半殖民地半封建社会，这也激起了民族革命的兴起，最终在辛亥革命的枪炮声中，结束了漫长的君主专制制度，建立了共和政体。印度，瘦弱的甘地则以非凡的勇气点燃了国家独立的火种，他的"非暴力不合作"运动迫使英国殖民者坐在了谈判桌前。而日本，则借明治维新的机遇，搭上了外界快速发展的班车，跻身世界强国之列。

皇家求子之物

翠玉白菜——

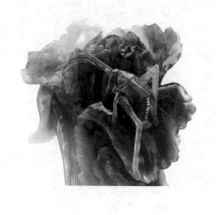

白菜

▣ 至尊下的凄凉

1889 年，21 岁的静芬（隆裕皇后）在自己的新婚之夜，望着眼前的表弟，自己的丈夫，一点都高兴不起来。他是皇帝，她就是皇后，可是表弟看着她就哭了："姐姐，怎么办？我非常敬重你，可是我太难了。"自此后，表弟就再也没来过她的房间。在她怯懦的心里面，也从没想明白过为什么。

同她一样没有得到光绪帝丝毫宠爱的还有瑾妃，皇上喜欢自己年轻貌美、活泼可爱的亲妹妹珍妃，瑾妃也没流露出什么来，只是用美食和丹青打发时间。

入宫时，爹妈特意将一棵具有家世清白、聚财、招财、发财、百财聚来等美好寓意，又能祈愿新妇多子多孙之意的翡翠白菜，作为陪嫁给她，期望不言而喻。然而在冷寂的永和宫，这棵翡翠白菜却辜负了家人的期望。它仅作为一件摆设，被安放在房间里，在无数个漫漫长夜里静静地陪伴着她，一直到死。

也有人说这棵翡翠白菜原本不是她的，而是她妹妹珍妃的陪嫁品，珍妃因顶撞慈禧、参与维新变法等一系列违制举动，被投井溺死后才转入她宫中的。但无论是她，抑或是她妹妹，这个陪嫁品都没能发挥出它应有的价值，见证的不过是这两姐妹可怜凄凉的一生罢了。

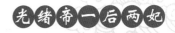

光绪帝一后两妃

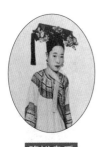

隆裕皇后

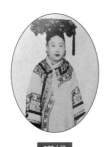

瑾妃

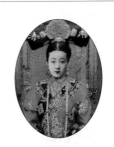

珍妃

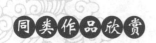

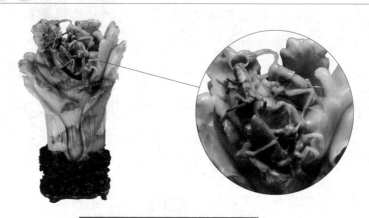

清·翡翠蝈蝈白菜（天津博物馆藏）

E 翡 翠 白 菜

　　"翠玉白菜"又称"翡翠白菜"，因形似白菜而得名。菜头圆润，菜身灰白，菜叶翠绿，叶脉分明，逼真可爱。在翻卷的绿叶之间，工匠利用俏色，特意设计了两种昆虫——翠黄的螽斯（蝈蝈）与碧绿的蝗虫，这两种昆虫的繁殖力都很强，因此在民间有多子多孙的美好寓意。白菜的谐音为"百财"，同时又有"清清白白"的意思，不但助旺财运，也象征了新娘子的纯洁。白菜与草虫的题材在元朝时就已成为深受民间欢迎的吉祥题材，清中晚期时兴盛成民俗文化的一个代表。

　　翡翠是传统玉器材质的一种，其名来源于一种鸟，传说翡为赤鸟，翠为绿鸟。用"翡翠"一词称玉器，最早见于北宋，纯者呈白色，但因含铬元素而呈现美丽的翠青色者称"翠"，含有铁元素而呈赭红色的称"翡"。

18世纪末期，上好的翡翠玉料从缅甸经云南大量输入中国内地，因质地坚硬，色彩明快，受到了皇帝、后妃及贵族们的崇尚与珍爱，促进了清朝玉雕业的发展。因此，在清代晚期的宫廷玉器中，俏色的翡翠白菜不算是稀有之物。

清宫旧藏的翡翠白菜，仅中国台北"故宫博物院"就藏有3棵，北京故宫博物院藏1棵，天津博物馆藏1棵，慈禧太后的陪葬品中还有1棵，但自1928年孙殿英盗清东陵后就下落不明。

俏色

又称"巧作"，玉器工艺雕琢的一种手法，是指玉匠们在一块玉石材料上，利用玉石的天然色泽纹理，巧妙地雕琢出不同的造型，使之逼真形象。俏色工艺以清朝最为发达，最早的俏色玉器见于河南安阳殷墟妇好墓出土的玉龟。

图书在版编目（CIP）数据

我们是历史：藏在国宝背后的故事：共 4 册 / 陈晓
敏著. —北京：北京理工大学出版社，2021.5

ISBN 978 - 7 - 5682 - 9128 - 6

Ⅰ. ①我… Ⅱ. ①陈… Ⅲ. ①文物—介绍—中国
Ⅳ. ①K87

中国版本图书馆 CIP 数据核字（2020）第 192665 号

我们是历史：藏在国宝背后的故事

出 版 发 行 / 北京理工大学出版社有限责任公司		
社　　　址 / 北京市海淀区中关村南大街5号		
邮　　　编 / 100081		
电　　　话 / （010）68914775（总编室）		
（010）82562903（教材售后服务热线）		
（010）68948351（其他图书服务热线）		
网　　　址 / http://www.bitpress.com.cn		
经　　　销 / 全国各地新华书店		
印　　　刷 / 雅迪云印（天津）科技有限公司		
开　　　本 / 880 毫米 × 1230 毫米　　1/32		
印　　　张 / 22		
字　　　数 / 334 千字	责任编辑 / 田家珍	
版　　　次 / 2021 年 5 月第 1 版　2021 年 5 月第 1 次印刷	文案编辑 / 申玉琴	
审　图　号 / GS（2020）5358号	责任校对 / 刘亚男	
定　　　价 / 168.00元（共 4 册）	责任印制 / 李志强	

图书出现印装质量问题，请拨打售后服务热线，本社负责调换